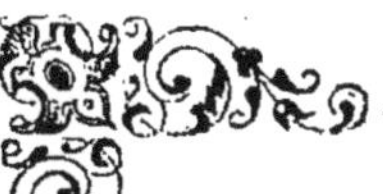

# PRÉCIS HISTORIQUE

## ET GUÉRISON

# DU CHOLÉRA ÉPIDÉMIQUE

### SON ORIGINE, — SA MARCHE, — SES PROGRÈS.

---

## MOYENS CURATIFS, SIMPLES, RÉELS, ÉPROUVÉS, MIS A LA PORTÉE DE TOUT LE MONDE

### PAR A. GIRAUD DE VALBONNE (Var)

CHIMISTE, AUTEUR DE PLUSIEURS OUVRAGES SCIENTIFIQUES.

> Quiconque consacre son temps, ses veilles, ses efforts à atteindre un but utile à l'humanité, a bien mérité du pays et a droit à la reconnaissance publique.
>
> HONORÉ ARNOUL.

## PARIS

### CHEZ TOUS LES LIBRAIRES

### ET CHEZ L'AUTEUR, AVENUE DE CLICHY, 74, BATIGNOLLES

### 1855

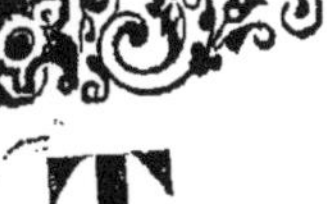

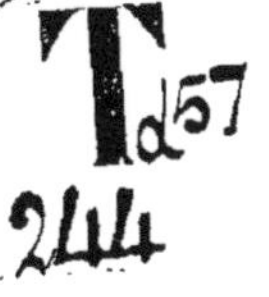

# PRÉCIS HISTORIQUE

## ET GUÉRISON

# DU CHOLÉRA ÉPIDÉMIQUE

Paris. — Imprimerie mécanique d'Ad. DELCAMBRE et Cie

# PRÉCIS HISTORIQUE ET GUÉRISON

## DU

# CHOLÉRA ÉPIDÉMIQUE

### SON ORIGINE, — SA MARCHE, — SES PROGRÈS.

---

### MOYENS CURATIFS, SIMPLES, RÉELS, ÉPROUVÉS, MIS A LA PORTÉE DE TOUT LE MONDE

## PAR A. GIRAUD DE VALBONNE (Var)

### CHIMISTE, AUTEUR DE PLUSIEURS OUVRAGES SCIENTIFIQUES.

> Quiconque consacre son temps, ses veilles, ses efforts à atteindre un but utile à l'humanité, a bien mérité du pays et a droit à la reconnaissance publique.
> HONORÉ ARNOUL.

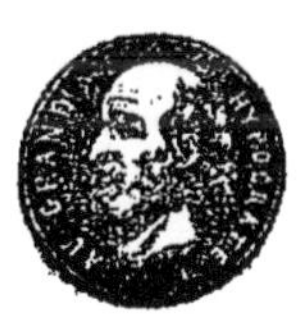

## PARIS

### CHEZ TOUS LES LIBRAIRES

### ET CHEZ L'AUTEUR, AVENUE DE CLICHY, 74, BATIGNOLLES

## 1855

# A M. Honoré Arnoul,

*Inspecteur du Gouvernement près des ateliers, usines et ma-
nufactures de la Seine, Vice-président de la Société pa-
ternelle des orphelins et de la Société sanitaire et de
secours.*

Paris, 15 juin 1855.

Monsieur,

En plaçant en tête de mon modeste ouvrage une
épigraphe extraite d'un de ces petits livres que
vous propagez avec tant de zèle parmi les indigents
et les travailleurs, dans le but si louable d'amélio-
rer le sort de ceux qui souffrent, je n'ai pas eu
seulement l'intention de me couvrir, comme d'une
égide, de vos nobles paroles, pour affronter encore
une fois l'épreuve de la publicité, mais j'ai voulu
rendre hommage à un homme de bien que nous
avons vu depuis longues années, et surtout dans
les époques désastreuses où le choléra a exercé
tant de ravages, courageusement payer de sa personne, aider par tous les moyens possibles à combattre l'horrible fléau, s'oublier lui-même pour
soulager, consoler ceux qui en étaient atteints,
fonder des établissements qui témoignent tout à la
fois de son abnégation et de son ardent amour de
l'humanité.

Je ne pouvais donc, Monsieur, mettre sous de meilleurs auspices, un ouvrage inspiré par le même sentiment que celui qui a déjà popularisé votre nom.

J'ose donc vous prier, Monsieur, de vouloir bien agréer cet hommage d'un cœur ami, tout sympathique et reconnaissant.

Je suis avec respect,

Monsieur,

Votre très-humble et très-dévoué serviteur,

A. GIRAUD de VALBONNE.

# INTRODUCTION

En publiant ce petit livre, j'éprouve le besoin de prévenir tout d'abord le lecteur qu'aucun sentiment d'amour-propre, qu'aucune prétention au brevet d'homme extraordinaire, n'a guidé ma plume.

Je n'ai eu qu'un désir, un but, je n'ai formé qu'un vœu... c'est d'être utile ! Il peut se faire que des esprits moroses, ou des esprits frondeurs s'étonnent de voir un simple chimiste, essayer de discourir sur une matière aussi grave qu'un docteur à diplôme semblerait, seul, avoir le privilége d'explorer; qu'on se rassure : je ne suis pas médecin, c'est très-vrai, mais je suis homme, et tout ce qui touche à l'humanité ne saurait être étranger à quiconque porte un cœur honnête et droit.

Je raconte simplement, franchement, ce que j'ai vu, ce que j'ai fait, comment à force de recherches, de comparaisons, d'expérimentations, de soins, de veilles, je suis arrivé au but que je m'étais proposé. Je hais le charlatanisme et je ne bats pas la grosse caisse pour attrouper autour de moi une foule ébahie et crédule ; j'ai étudié, analysé l'affreuse maladie à laquelle les médecins et les Facultés de tous les pays, avec les moyens dont ils disposent, n'ont pu jusqu'à ce jour opposer aucune digue, aucun remède souverain. Eh bien ! moi, je crois avoir trouvé, je ne dis pas le seul, mais du moins jusqu'à présent, le plus *efficace*, le plus *réel* moyen de prévenir, d'arrêter, et de guérir le mal.

Si je dis le plus efficace, le plus réel, c'est que partout où j'ai usé de mon procédé, quel que fût le sujet sur lequel j'expérimentais, je n'ai eu à déplorer aucun décès, aucune rechute, et dans les premières atteintes j'ai pu dire avec certitude au terrible visiteur : Tu n'iras pas plus loin !

Si je dis *simple*, c'est qu'en effet rien n'est plus facile et moins coûteux ; tout le monde,—vieillards, hommes, femmes et enfants,—peut préparer soi-même le remède précieux. Je ne vends rien, mon nom est donc à l'abri de tout soupçon de spéculation, je ne veux faire concurrence à aucun pharmacien, à aucun docteur ; un mal existe, le remède héroïque par moi appliqué a constamment réussi, ma conscience me fait donc une loi de rendre ce remède public ; je l'indique ; libre à ceux qui douteront, d'analyser, de discuter, de s'abstenir d'en faire usage ; de rire même, si tant est qu'on puisse rire en pareille matière, je ne serai pas moins heureux, moi, des quelques services déjà rendus à mes frères, et de ceux que je pourrai rendre encore.

J'ose espérer que les amis de l'humanité me tiendront compte de mes efforts constants et de mes intentions pures et loyales.

A. GIRAUD.

# I

## OBSERVATIONS.

### Voyages dans diverses parties de la France.

En 1849, lorsque apparut, pour la seconde fois, en France, le choléra épidémique, quand, de tous côtés, les populations décimées cherchaient, les unes dans la fuite, les autres dans des remèdes inefficaces, une sécurité qu'ils ne trouvaient nulle part, si quelqu'un fût venu dire : J'ai là sous la main l'heureux contre-poison qui va vous délivrer de votre insaisissable ennemi, — avec quels transports de joie et de reconnaissance n'eût-on pas accueilli ce sauveur? Mais, hélas! ce sauveur ne se présenta pas, et les maisons se vidèrent, et les fosses s'emplirent. On se saluait le matin, puis le soir on ne se retrouvait plus. — Et les sociétés philanthropiques, et les hommes de dévouement, et les médecins les plus instruits, rivalisant de zèle et d'efforts, ne purent jamais se rendre un compte bien exact du monstre Protée que Dieu semblait avoir envoyé, dans sa colère, pour punir l'humanité.

Le peuple français est un peuple cheva-

léresque, pétri des plus nobles instincts.
En 1849 comme en 1832, comme en 1854,
nous avons été témoins des dévouements
les plus sublimes, des actes d'héroïsme
les plus émouvants. Mais la science a constamment courbé la tête et s'est avouée
vaincue jusqu'à ce jour. — On raconte, et
ce fait est réel, qu'un praticien distingué,
M. Fleury, chirurgien-major de l'hôpital
de Toulon, mort du choléra en 1835, quelque temps avant d'être atteint, déchira
lui-même son diplôme de docteur, déses-
péré de n'avoir pu découvrir un remède
anti-cholérique.

Je savais que les princes de la science
se livraient sans relâche aux analyses, aux
études les plus sérieuses, — et dans ma modeste sphère, témoin impuissant et muet
de tourments, de souffrances, de douleurs
de toutes sortes, j'osai me mettre à étudier
aussi de mon côté, et je passai mes jours
et mes nuits au milieu des cholériques,
comparant les traitements des médecins,
tenant note exacte des effets produits sur
chaque sujet par tel ou tel médicament, par
telle ou telle mesure hygiénique, ajoutant,
retranchant, suivant la marche du mal.
Fils d'un chirurgien de marine, je sentais

en moi des instincts qu'achevèrent de grandir les lectures fréquentes et réfléchies des ouvrages de mon père, sur les poisons et le choléra en particulier. J'ai lu, je devrais dire dévoré, toutes les brochures qui ont paru sur la grave matière que je traite. En 1849, j'étais donc déjà parvenu à acquérir des notions assez fidèles de la maladie et j'eus le bonheur de combiner mes soins de telle sorte, que je sauvai, en peu de temps, une dizaine de cholériques. Dix hommes sauvés ! c'était quelque chose, mais ce n'était point assez. — Plus je rendais de services, plus je sentais que j'en pouvais rendre d'autres, et plus ma conscience me poussait en avant. Je redoublai d'études ; pendant quelques mois l'occasion ne me manqua jamais, ni dans Paris, ni dans la banlieue, d'expérimenter les procédés que je perfectionnais de plus en plus.

En 1854, le choléra apparut, formidable comme toujours. Semblable au Juif-Errant, il parcourait rapidement les contrées les plus éloignées, et quand on le croyait à mille lieues, il surgissait à deux pas de vous. Il venait d'envahir la Champagne ; j'essuyai la poussière qui couvrait mes flacons, et muni d'un sac de voyage, j'allai à la rencontre de l'ennemi. — Je visitai successivement La Ferté-sous-Jouarre, — Château-Tierry, — Dormans, — Epernay, — Aï, — Vitry-le-François, — Châlons-sur-Marne, — Montmirail, — Sézanne, — Arcis-sur-Aube,—toute la Brie,—Troyes, etc.

Partout les sujets d'étude s'offraient à moi en quantité, — partout j'essuyai des larmes, et je guéris ceux que je traitai. Mon remède n'était donc pas mauvais, puisque je l'appliquais avec un incontestable succès. Je dois le proclamer bien haut, non pour m'en faire un titre de gloire, mais pour qu'on soit poussé à en faire usage; oui, je le déclare *sur l'honneur*, mon remède pris à temps et aux doses indiquées, ne *m'a jamais failli!*

Eh, mon Dieu! qu'est-ce donc que je demande? Une chose fort simple : *Faites des expériences.* — Je ne sollicite ni honoraires ni distinctions. Je veux que ce mot terrible, par l'idée qui s'y attache : LE CHOLÉRA! en arrive au point de ne pas plus effrayer les populations, que le mot de *fièvre* ou de *colique.*

Le bien est difficile à faire, je le sais. Le public est en garde contre tout homme qui

lui dit des choses qu'une longue habitude
a incrustées comme impossibles dans son
esprit. Il faut des preuves éclatantes, pal-
pables aux saints Thomas d'aujourd'hui,
comme au saint Thomas du Christ. Eh bier,
lisez et voyez !... Ne vous endormez pas
dans une fatale sécurité. Le choléra est un
mal horrible et un mal qui n'est rien. Le
tout est de le prévenir par des précautions
que j'indiquerai plus loin, et s'il vous atteint,
de le combattre par les armes redoutables
que je mets hardiment dans vos mains. —
Ne vous y trompez pas, le choléra n'est
qu'assoupi, — il aime les contrées qu'il a
déjà visitées, il s'y acclimate, il s'installe
en maître, et quand il s'éloigne, c'est pour
revenir, quelques années plus tard, reprendre sa place au foyer et vous enlever sans
pitié tous ceux qui vous sont chers....

« Les bonnes choses, me dira-t-on peut-
être, n'ont pas besoin d'être prônées et pu-
bliées à son de trompe. Elles se recomman-
dent assez d'elles-mêmes. » Cette réflexion,
parfaitement juste et raisonnable quand on
cherche à débiter une marchandise quelconque, tombe naturellement devant ma manière d'agir. Je ne vends rien, je le répète,
je donne *gratuitement* mon remède à tout le

monde, mais pour qu'on sache qu'il est bon et que je le *donne*, encore semble-t-il nécessaire de le dire.

Les épidémies sont comme le feu, il faut les circonscrire le plus possible. Une étincelle tombée sur des matières inflammables occasionne de vastes incendies. Il en est de même du choléra. Lorsqu'il éclate, on signale un cas, une victime, puis deux le lendemain, puis trois, puis vingt, et ainsi de suite.

Mademoiselle B..., lorsque le choléra fit son apparition à Paris en 1854, se hâta de se réfugier dans sa famille à Beaufort, département des Ardennes. Elle emporta de la capitale le virus cholérique infiltré dans le sang. Elle mourut en arrivant. Les voisins ne tardèrent pas à être atteints, puis le mal gagna de proche en proche ; et bientôt cette partie de la France fut cruellement ravagée par le fléau destructeur!... Je cite cet exemple, il en existe mille !

J'étais à Troyes depuis quelques jours, quand un matin je vis entrer, dans le café où je déjeunais, un fort beau jeune homme de vingt-quatre à vingt-cinq ans. Il demanda une tasse de moka, puis il portait fréquemment les mains au ventre et paraissait éprouver des souffrances intermittentes mais assez vives. Je m'approchai de lui et je lui demandai s'il était malade, si je pouvais lui être de quelque utilité. — J'ai d'horribles tranchées, me répondit-il, j'ai des crampes et des frissons. —« Prenez garde, fis-je à mon tour, ce que vous éprouvez n'est autre chose que le choléra à l'état latent ; vous serez enlevé en moins de vingt-quatre heures si vous ne faites ce que je vais vous dire : allez vous mettre au lit, je vous suis, et dans deux heures je vous aurai guéri..... Allons, cher monsieur, n'hésitez pas, vous avez la poitrine en feu, vos yeux présentent tous les symptômes d'une attaque imminente et foudroyante. » Enfin je déployai toute mon éloquence, j'insistai, je priai, il résista. — C'était un commis-voyageur pour les liquides ; il attribuait son malaise à quelques verres d'absinthe et de liqueur qu'il avait été forcé de déguster.— « Ce ne sera rien, me répondit-il, je vais aller passer quinze jours dans ma famille, à quelques lieues d'ici, à la campagne, puis je reprendrai ma route. »

Je vis bien qu'il n'avait aucune foi en mes

paroles, je l'accompagnai les larmes aux yeux jusqu'à la diligence. Le lendemain, en arrivant chez ses parents à Vassy, le choléra se déclara, et à midi le pauvre jeune homme n'était plus qu'un cadavre hideux. Le sur-lendemain le fléau s'étendit peu à peu sur la ville et ses environs, qu'il désola pendant longtemps.

Je quittai l'Aube et je me rendis dans le Puy-de-Dôme : je voulais voir les allures affectées par le choléra dans des climats différents. A quelques lieues de Clermont-Ferrand, une jeune dame, qui voyageait dans la même voiture que moi, fut prise subitement de tous les symptômes choléri-ques les mieux caractérisés. Je lui fis pren-dre immédiatement une tasse de mon médicament, et aussitôt les douleurs se cal-mèrent comme par enchantement. — De retour chez elle, elle continua deux jours le même traitement, et je ne reçus d'autres nouvelles d'elle que des remerciements pleins d'effusion. Je lui avais sauvé la vie !

Deux fois dans le cours de ce voyage je fus atteint moi-même, et deux fois j'annihilai les efforts du mal.

A Saint-Étienne, à Saint-Chamont, à

Rive-de-Giers, à Givors, — j'obtins, à ma grande satisfaction, d'excellents résultats ; mais fort heureusement pour ces localités, la maladie y faisait peu de ravages.

Lyon me parut un théâtre plus vaste où j'aurais à discrétion des sujets de toutes les classes. C'est ce qu'il fallait pour rendre mes essais péremptoires et donner à mes succès un caractère particulier de vérité et d'incontestabilité qui satisfît à la fois mon amour-propre et mon amour de l'humanité.

Lyon, comme chacun le sait, est une cité éminemment industrieuse, un grand centre de population. C'est la seconde ville de France importante par ses manufactures, où le luxe et la misère se coudoient, réceptacle de grands vices et de grandes vertus.

Flanquée d'immenses faubourgs qui sont à eux seuls des villes de travailleurs agglomérés, Lyon offre d'excellente pâture aux épidémies.

J'eus encore le bonheur de sauver là, sur la voie publique même, un certain nombre de cholériques.

Étranger à la localité, ne connaissant

personne, je battais le pavé tout le jour pour épier l'occasion de prodiguer mes soins aux malades qui s'offriraient à moi, n'osant pas aller les proposer dans les maisons, retenu par la crainte de passer pour un intrigant ou de paraître quelque peu suspect à messieurs les docteurs en médecine, et par suite, à messieurs du parquet.

Cependant je guérissais gratuitement ceux qu'un heureux hasard amenait devant moi!

J'appris qu'à Dôle le choléra venait d'enlever sept cents personnes en quinze jours. Je m'y rendis. Mais en arrivant je fus de nouveau subitement atteint aux premières aspirations des miasmes délétères. Mon flacon fut encore mon sauveur, comme il le devint de plusieurs autres personnes.

Le temps était magnifique, le soleil était chaud, nous étions dans les premiers jours de septembre, je quittai Dôle pour Besançon. Le choléra sévissait moins rudement qu'à Dôle et à Gray, mais les campagnes environnantes étaient ravagées avec une effroyable rapidité. — J'étudiai la marche du fléau, je le suivis constamment à Belfort,

Mulhouse, Colmar, Strasbourg, Sarregue-
mines, Lunéville, Nancy, Commercy, Toul,
Verdun, Bar-le-Duc, Metz, Thionville.

Je remarquai que dans le Nord comme
dans le Midi, l'épidémie allait en décrois-
sant à mesure que la chaleur diminuait et
que les mouches, moins vigoureuses, dispa-
raissaient. Les pores se resserraient, le sang
devenait plus fluide, plus léger, et consé-
quemment moins impressionnable et moins
accessible à la maladie.

Aux mois d'octobre et de novembre, époques des rhumes, de la grippe et des irrita-
tions, les rechutes cholériques sont fréquentes ; les fièvres typhoïdes frappent
presque infailliblement les sujets qui n'ont
pas été guéris radicalement du choléra.

C'est donc à ces époques de l'année
qu'on doit redoubler de précautions et se
prémunir contre le mal signalé, car les rechutes sont plus dangereuses que la maladie même, le corps ayant déjà souffert est
plus prédisposé à laisser le virus exercer
ses ravages sur l'économie affaiblie.

Pendant six mois entiers, aux moments
les plus critiques, j'ai parcouru la France,

et mes observations m'ont toujours convaincu que les victimes du choléra avaient négligé les précautions hygiéniques qu'il importe essentiellement de mettre en pratique pendant le règne d'une épidémie, ou bien, que c'étaient des gens usés par des excès ou des maladies chroniques, et que le plus grand nombre mourait, non pas du choléra proprement dit, mais de *la peur* d'avoir le choléra, maladie dangereuse qui amène le mal dont on meurt infailliblement.

## II

## ORIGINE DU CHOLÉRA EPIDÉMIQUE,

### Sa marche, ses progrès.

Le choléra épidémique a pris naissance à *Ariancoupan*, ville de l'Inde, dans le delta du Gange, à 25 lieues nord-est de Pondichéry.

Les habitants de ce pays sont d'une extrême malpropreté, dans leurs habitations, dans leurs vêtements, dans leur nourriture.

Est-ce bien cette malpropreté qui a engendré le choléra?—Est-ce un reptile dont la piqûre venimeuse a inoculé ce virus au premier individu qui en fut atteint?—A-t-il surgi du contact d'une plante? —Dieu seul en a le secret. Le mal existe, le remède doit exister aussi. —Il s'agit de le trouver.

La nature si belle, si bonne, si prévoyante, a fait naître des plantes, des fleurs, des fruits, des graines, des tiges et des racines qu'à force de patience et d'essais, on est parvenu à associer, et desquelles on extrait des sucs qui, sous mille formes, régénèrent le sang appauvri, tonifient, apaisent et guérissent les souffrances de l'humanité. —C'est dans ces plantes, ces racines, qu'il faut trouver l'association des sucs qui doivent constituer le remède réparateur.

Comme nous le disons plus haut, beaucoup d'hommes sérieux, instruits, ont cherché les moyens de guérison du choléra; mais pour savoir si tel remède convient, il est de principe élémentaire de s'assurer d'abord où est le siége du mal. Dans le choléra, a-t-on trouvé le siége? Les autopsies pratiquées jusqu'ici, ont-elles mis à découvert quelques lésions profondes des organes, auxquelles on puisse raisonnablement attribuer les perturbations effrayantes que subit un corps, avant de devenir cadavre ? Non. Personne ne saurait dire : le siége du mal est là, plutôt que là.

Les caractères de l'épidémie cholérique sont les mêmes partout. Ils n'offrent nulle déviation dans leur marche progressive ; c'est partout le même cortége qui fait de cette maladie une affection toute particulière, comme si le choléra tenait à n'être confondu avec aucun autre mal. Le choléra de Paris est le même que celui de Londres, de Moscou, d'Espagne, de Constantinople, d'Ariancoupan.

Comment le choléra se transporte-t-il d'un lieu à un autre ? Y est-il poussé par le vent ? — Suit-il le cours des fleuves et des rivières ? — On l'ignore encore. Les montagnes lui opposent-elles une barrière ? Non, car les localités, qui n'avaient jamais été atteintes en 1832, en 1849, ont eu des sinistres à déplorer en 1854, malgré leur heureuse situation, — leur abri trop vanté, — la salubrité de leurs eaux. Des pays rocheux, des pays boisés ont subi l'influence, comme les pays de plaines, de vallées et de marais.

Le déplacement de l'air miasmatique ne peut pas avoir lieu. — Les coups de canon dont on a vanté les effets, ne sont que des moyens illusoires; si les savants ont reconnu que le choléra est épidémique, ils ont fort bien reconnu qu'il était endémique.

Toutes les maladies épidémiques se consument et disparaissent dans le lieu même où elles prennent naissance, à moins que quelque individu porteur du germe ne l'apporte ailleurs.—Ce germe est dans le sang, dans le linge, dans les vêtements, dans la transpiration. Ainsi l'on peut dire qu'une épidémie s'importe et s'exporte comme un ballot de marchandises, soumis à une fermentation intestine et putride. Une personne qui quitte une localité où le choléra existe, n'est presque toujours qu'un commis-voyageur qui porte avec lui un échantillon du virus dont le placement est certain.

Pendant les guerres de l'Empire, les épidémies étaient rares et ne voyageaient pas comme nous le voyons aujourd'hui; pourquoi? c'est qu'alors les mers n'étaient pas libres, les armées françaises tenaient les autres peuples à distance; mais après 1816, la liberté des mers amena des navigateurs de tous les pays; les voyageurs par terre, les touristes, les commerçants de toutes les nations reprirent leurs pérégrinations. Excepté la peste, l'Europe ne connaissait guère de maladie épidémique, et la peste ne sévissait que dans des climats spéciaux. Le choléra n'était pas connu chez nous, il y avait bien un mal qui lui ressemblait et que l'on désignait sous les noms de *miserere*, de *peste noire*, de *trousse-galant*; mais à part quelques symptômes génériques, il n'y avait pas d'autre ressemblance, et d'ailleurs cette maladie n'était pas épidémique.

Ce ne fut qu'à dater de 1817, que le véritable choléra, le choléra asiatique s'élança sur l'Europe surprise, atterrée, et allongea résolûment ses serres terribles sur divers Etats. Il fit sa première halte à *Jessore*, à *Calcutta* et dans une grande partie de l'Indoustan.

En 1818, ses ravages s'étendent toujours, mais il ne franchit pas les limites de l'Inde et ne dépasse pas le golfe du Bengale. Il moissonne l'île de Ceylan, l'empire Birman et la presqu'île de Malacca.

En 1849, il envahit, à l'ouest, les îles de

France et de Bourbon ; à l'est, Sumatra et le royaume de Siam.

En 1820, il se dirige vers l'ouest de Bornéo, à Manille, sur les côtes de Chine, vers l'occident du golfe Persique, à Bassora ; dans toutes ces contrées la mortalité est effrayante. Il avait épargné Java jusqu'alors, mais il lui fit payer cher son exception momentanée.

En 1821 et 1822, il ravage la Perse, suivant le Tigre jusqu'à Bagdad, d'où il chasse le calife.

Il s'avance le long de l'Euphrate jusqu'en Syrie. Alep, tout l'archipel Indien, la Cochinchine et la Chine payent leur rude tribut.

En 1823, il se signale par de nouveaux progrès. A l'ouest : le terrible fléau se montre sur les bords de la mer Caspienne ; à Astrakan, la population est décimée, mais l'hiver le force de s'arrêter, et, depuis cette époque jusqu'en 1828, on n'entend plus parler de lui.

Son sommeil dure quatre ans. L'Europe respire, s'en croyant débarrassée à jamais,

mais la Mésopotamie, la Syrie et la Palestine sont bientôt cruellement éprouvées.

Sur la fin de 1828, le fléau, qui n'avait pas cessé de ravager l'Asie centrale, se présente brusquement à Orembourg, au nord de la mer Caspienne; il y reste stationnaire pendant deux ans, et en 1830, il s'empare de Kassan et encore d'Astrakan, mais bien plus terrible que la première fois, il enlève à cette ville 8,000 habitants; delà, il franchit l'espace qui le sépare de Moscou, et fait son entrée solennelle dans toute la Russie.

En 1831, il part de nouveau des bords de la mer Caspienne , en se cachant dans les sacs des soldats de l'armée russe partie à marches forcées pour les bords de la Vistule, afin de réprimer le soulèvement de la Pologne, puis il se dirige dans tous les sens au nord de l'Europe, en s'emparant de la Livonie, de la Courlande, de la Galicie, de la Hongrie, à l'ouest, de Dantzig et de tout le reste de la Prusse.

D'un autre coté, il s'enrôle dans une caravane, qui fait route vers la Mecque, il pénètre dans l'Egypte, et après l'avoir sillonnée, il l'abandonne pour visiter de nouveau ses anciennes connaissances d'Europe. C'est dans cette partie du monde que nous allons le suivre.

---

## III

## INVASION DU CHOLÉRA EN EUROPE,

### En 1831.

---

A cette époque, le choléra épidémique n'avait pas encore dépassé la Russie et n'était connu ni dans l'ouest ni dans le sud de cette contrée, et probablement il n'y eût jamais pénétré, s'il n'y eût été conduit par un grand événement politique : je veux parler de la révolution de 1830.

L'épidémie cholérique sévissait sur les bords de la mer Caspienne, les troupes désignées pour marcher sur la Pologne dont les généreux instincts et les saintes espérances s'étaient réveillés au bruit de nos triomphes populaires, étaient frappées de la formidable maladie; le nom, l'origine, le siége de ce mal étaient ignorés des médecins. — Le traitement mis en pratique était nul, on allait au hasard, procédant par analogie; on faisait ce qu'on savait, ce qu'on pouvait et l'on ne pouvait rien de mieux. Plus il mourait d'hommes, plus le fléau semblait acharné, et plus on tentait de remèdes, plus on faisait de victimes. L'épidémie redoublait de rage et semblait se jouer de tous les efforts des hommes; c'est qu'alors, plus il y avait de cas de choléra, et plus l'air se chargeait de principes morbifiques et réciproquement. A mesure que les troupes s'avançaient, le choléra formait l'arrière-garde, moissonnant les retardataires, semant d'étape en étape le deuil et la désolation, l'épouvante et l'horreur. Partout où passaient les soldats, partout les habitants recueillaient un triste legs de souffrances et de mort !

La marche de ce corps d'armée, à l'époque dont nous parlons, des bords de la mer Caspienne jusqu'aux bords de la Vistule, a dû laisser de douloureux et ineffaçables souvenirs dans les annales russes !

C'est dans cet état que l'armée d'expédition arriva, réduite de moitié, exténuée, avec un auxiliaire plus redoutable pour les Polonais que le canon et la mitraille. Le choléra combattit à son tour et sans distinction dans les deux camps.

2.

Ce fut alors que toute l'Europe continentale envoya des hommes de science pour étudier le mal; mais aucun d'eux ne fut plus heureux que les premiers. Leurs essais, leurs études, leurs prescriptions n'intimidèrent pas le fléau. On reconnut toutefois que c'était bien le *choléra morbus asiatique*, *épidémique*, non *contagieux ;* aujourd'hui il est bien facile de reconnaître qu'il est tout cela à la fois.

Ainsi les hommes généreux qui risquèrent leur vie pour se rendre un compte exact de la maladie, durent alors se borner à constater l'identité de l'affection qu'ils ont cherché à analyser, sans avoir pu lui assigner une cause spéciale et lui opposer un toxique ou un traitement rationnel et curatif. Le codex n'a point encore été enrichi d'une formule précise, péremptoire, due à une expérimentation fructueuse.

Ce dut être un spectacle bien navrant que celui de deux armées en proie aux terribles atteintes du choléra, se mitraillant et mourant de part et d'autre par le feu, par le fer ou par la maladie !

Les Polonais succombèrent sous le nombre ; ceux qui échappèrent au fer russe et aux attaques du choléra, se replièrent vers l'Allemagne, se dirigeant les uns sur l'Autriche, les autres sur la Prusse et la France. Ainsi répartis, cherchant une autre patrie, ces malheureux laissaient derrière eux des jalons de cadavres et semaient le germe partout où ils passaient.

L'épidémie marcha plus rapidement quand les voies de communication furent plus nombreuses et plus promptes par l'établissement des chemins de fer. — Elle se développa bientôt à Sunderland, puis à Londres, puis elle s'étendit sur tout le royaume de la Grande-Bretagne. — Paris et la France entière durent s'attendre dès lors, à une prochaine invasion. Le gouvernement français, justement ému, ordonna toutes les précautions nécessaires en pareille circonstance ; des ambulances furent organisées, des secours de toutes sortes furent préparés. Mais, comme on touchait à l'hiver, les appréhensions étaient moins vives.—Ainsi que nous l'avons dit plus haut, la saison d'hiver est moins favorable au développement du virus cholérique, en raison de la condition du travail, de la nourriture plus substantielle et de la disparition des

exhalaisons méphitiques des foyers d'infection qu'engendrent les fortes chaleurs.

Décembre, janvier et février passèrent ;
l'espoir renaissait, le carnaval était joyeux,
l'Opéra avait ouvert ses portes à la foule
accoutumée des pierrots et des débardeurs.
Quelques fous audacieux ou insouciants
parodiaient sous un costume burlesque les
gestes et les allures du choléra ; était-ce courage ? était-ce un prétexte pour rassurer
les gens timides et les guérir de la peur ?
Quoi qu'il en soit, une sourde rumeur ne
tarda pas à circuler : le choléra est à Paris!!!
—Les galops s'arrêtèrent et les violons se
turent ; chacun songea à son salut. La
grande cité, palpitante d'effroi, semblait
lire sur toutes ses murailles les trois mots
fulgurants du festin de Balthazar. Il semblait que le bourdon de Notre-Dame venait
de sonner le glas funèbre de la population
parisienne. Des groupes se formèrent, les
ouvriers quittèrent leurs ateliers dans
beaucoup d'endroits. On s'arrachait les
journaux pour connaître le chiffre officiel
des personnes atteintes ou décédées.

A chaque instant l'épidémie gagnait du
terrain, elle visitait chaque quartier de la

ville et de la banlieue, on ne parlait que du
choléra, on ne voyait que le choléra. Les
lieux ordinaires de réunion, les théâtres,
les concerts, les bals, étaient très-peu fré-
quentés. Le deuil entrait chaque jour dans
chaque famille ; qui donc eût pu avoir le
cœur à la joie?

Ceux qui habitaient les quartiers popu-
leux, les rues humides et étroites, éprou-
vaient-ils les premiers symptômes, ils s'em-
pressaient de rechercher le grand air, un
air plus pur ; mais, la maturité du mal arrivant à point fixe, ils tombaient foudroyés
sur les places ou dans les rues.

D'autres plus fanfarons entraient chez les
marchands de vin, et demandaient à boire
à la santé du *choléra*, cherchant à s'étourdir
par de copieuses libations. Gorgés de boissons alcooliques, ils sentaient un feu ardent
brûler leurs entrailles, puis une réaction
prompte comme l'éclair, les jetait à terre,
glacés, raidis, défigurés, méconnaissables.

L'eau froide bue immodérément amenait
un pareil résultat. C'est ce qui faisait dire
aux malintentionnés qu'on avait empoi-
sonné les fontaines publiques et les boissons débitées par les marchands de vin. Les

gens sensés ne croyaient pas à l'absurdité de ces bruits, mais dans les masses ils trouvaient créance, et des hommes inoffensifs payèrent chèrement leur incrédulité, ou le parti qu'ils prirent pour ceux qu'on accusait injustement de ce crime odieux et impossible.

Les ravages de l'épidémie furent affreux, les cadavres entassés, empilés dans des voitures, des charettes, des tombereaux, étaient transportés aux cimetières sans cercueils, et jetés pêle-mêle dans de larges fosses toujours béantes, incessamment creusées à côté d'autres incessamment remplies.

La confusion était grande, la douleur fut générale ; c'étaient de toutes parts la mort, la fuite, un sauve-qui-peut général ; des maisons entières furent *nettoyées*, comme on disait, alors que le fléau avait enlevé tous les locataires.

La panique de 1832 fut très-funeste, elle accrut considérablement le nombre des malades. Elle fut occasionnée par les comptes rendus des journaux de toute l'Europe, et surtout par ceux de Paris, qui étaient remplis de détails sur les ravages exercés par le choléra, dans les contrées où il sévissait. Ces rapports quotidiens, au lieu d'aguerrir la multitude, lui inspiraient l'effroi, abattaient son moral, la tuaient d'avance, ou la désignaient au sacrificateur!

Cet état de choses dura trois mois, trois siècles, hélas! La maladie se calma peu à peu vers la fin de juin.

Mais elle fut longtemps encore à disparaître, et toute l'année des cas isolés furent signalés.

Pourquoi donc, quand une épidémie se déclare à Paris, y est-elle stationnaire plus de temps que dans d'autres localités? Pourquoi y fait-elle toujours à peu près les mêmes ravages?

C'est que, quand on connaît l'existence du fléau dans les autres villes, on les évite le plus possible, et la maladie s'éteint, faute d'aliments; tandis qu'à Paris, où la population se renouvelle fréquemment, quel que soit l'état sanitaire, l'épidémie trouve constamment à moissonner.

Si le choléra s'étend dans les campagnes presque aussitôt qu'il a éclaté dans une ille, c'est qu'il y est transmis par les émigrants qui quittent le foyer d'infection, sans aucune précaution, dans l'espoir d'échapper aux atteintes du mal, ou par les commerçants qui apportent leurs denrées à la ville, et qui, saturés de l'air vicié, le propagent vite à leur retour au logis.

Ce fut donc réellement là la seule cause de la rechute de 1832, rechute plus terrible que la première apparition. Elle dura encore trois mois, pareille au glaneur qui revient sur ses pas, regrettant de laisser derrière lui quelques épis oubliés.

Beaucoup de départements éprouvèrent le même sort.

En quittant la France le choléra fit voile pour les Etats-Unis, le Mexique, les Antilles, négligeant l'Espagne cette fois, mais ajournant sa visite à l'année suivante. Il ne tint que trop sa promesse.

En 1834, il débarqua en Afrique, puis il rentra en France par Marseille et Toulon en 1835. Tout le littoral méditerranéen fut affreusement maltraité.

Il passe le pont du Var ; à Nice, il enlève presque tous les pauvres malades qui s'étaient réfugiés là, sous prétexte de refaire leur santé et de se mettre à l'abri de l'invasion. Il s'avance sur Gênes en 1836, sur Naples et sur le reste de l'Italie, en 1837. Enfin, après une course d'environ trois millions de lieues carrées, il quitta l'Europe. De 1832 à 1837, la mortalité s'éleva en France au chiffre énorme de cent vingt mille individus !

Le second tour du monde du choléra a été plus rapide encore que le premier ; il a pénétré jusqu'en Californie, dans les deux Amériques. A la Havane, à la Nouvelle-Orléans il a disputé ses victimes à la fièvre jaune.

L'épidémie de 1849 a enlevé à la France 102,000 individus, 18,000 de moins qu'à la première invasion. En 1854, le grand livre de l'humanité a encore trouvé à la charge du choléra, un déficit d'environ 115,000 âmes !

Depuis que cette cruelle maladie désole le monde, elle n'a ni augmenté ni diminué de son intensité. Son caractère ne s'est nullement modifié. Ce sont les mêmes symptômes, les mêmes douleurs, le même début et la même terminaison.

On a remarqué, à Paris, que la mortalité est peu commune dans les appartements des rez—de-chaussée. La maladie débute assez ordinairement au deuxième ou troisième étage ; plus on s'élève du sol, plus elle sévit. Dans les autres villes ce phénomène n'a pas lieu.

Est-ce que les causes prédisposantes au développement du choléra sont plus fréquentes en haut qu'en bas? Mais, dira-t-on, ces causes prédisposantes ne sont autres, au dire des médecins, qu'un affaiblissement général de l'organisme, l'ébranlement du système nerveux, l'altération des fluides du corps humain, suite d'une mauvaise nourriture, des habitudes pernicieuses, la débauche, la boisson, les affections morales, etc.

Nous ne nions pas que ces causes soient fort incitantes, nous l'avons déjà déclaré, mais elles ne sont pas les plus spéciales, car les tempéraments débiles, les affections morales ne sont pas circonscrites de tel étage à tel autre.

C'est ailleurs qu'il faut chercher l'explication plausible d'un fait si anormal, mais réel.

## IV.

## PHÉNOMÈNES DU CHOLÉRA.

### Ses variations, ses causes.

La science, tout le monde en convient, n'a pu encore fournir, sur les causes du choléra, des explications satisfaisantes. Comment donc approprier un traitement convenable à un mal dont l'origine est ignorée ?

Un médecin homœopathe a dit ces paroles quelque peu étonnantes dans la bouche d'un homme instruit, qui fait profession de guérir : « *J'avoue mon ignorance sur la cause essentielle, sur l'action du choléra dans l'économie animale. Est-ce un poison ? Comment se propage-t-il ? Ce sont des problèmes ; mais à mon point de vue, la solution n'amènerait aucune modification dans le traitement.* » —Ainsi, partant de ce principe, on ne peut plus erroné, voilà un docteur bénévolement dispensé de rechercher les causes d'un mal qu'il est appelé à guérir, et qui « *en connût-il les causes, la marche, les variations, les caprices, ne* MODIFIERAIT PAS SON TRAITEMENT ! »

Si nous n'avions pas sous les yeux la brochure de ce naïf docteur, avec son nom écrit en toutes lettres, et, à la suite de son nom, l'énumération de ses qualités, y compris celle de chevalier de l'ordre impérial de la Légion-d'Honneur, nous ne pourrions croire à un énoncé si net et si singulier.

Il faut que cet excellent docteur ait en poche un élixir merveilleux, comme en avait le confrère Grégoire, qui n'était pas homœopathe, lui, mais qui n'en guérissait pas moins toute espèce de maladie par le divin jus de la treille.

Les autres médecins, les allopathes, emploient, suivant qu'ils le jugent utile, le *laudanum*, la *menthe*, le *calomel*, l'*éther*, la *térébenthine*, le *piment*, l'*opium*, le *camphre*, le *cardamome*, etc., etc. — On fait souvent de tout cela des mélanges monstrueux qu'on administre au patient. Dieu sait quels fruits a portés cette pratique ! Les homœopathes, M. J. nous l'affirme, se gardent bien d'user de ces procédés meurtriers. Eux, administrent peu de remèdes, mais de bons remèdes, des remèdes imperceptibles, et quel que soit l'état du malade, quand il s'est ingurgité la bienheureuse potion, s'il ne guérit pas, c'est qu'il y a mis trop de mauvais vouloir.

Or quel est ce médicament? — C'est une dose de *veratrum*, précédée d'une dose d'*acidum phosphoricum*.

Eh bien, moi! je dis et je soutiens que votre *veratrum*, votre *acidum phosphoricum*, ne sont pas des remèdes curatifs du choléra; que l'homœopathie, quels que soient d'ailleurs les services qu'elle rend et qu'elle a pu rendre, est complétement inhabile à guérir cette terrible maladie, qui fait le désespoir des médecins de toutes les sectes.

Et cela est tellement vrai, que le même docteur, après avoir formellement déclaré qu'il s'inquiétait peu des causes de la maladie, de son essence, de ses allures, puisque le *veratrum* était un spécifique souverain, et *que son traitement n'était jamais modifié*, déclare un peu plus loin, que le *cuprum*, le *metallum album*, le *secale cornutum*, le *carbo vegetabilis*, le *china*, le *rhus*, la *belladone*, l'*hyosciamus*, le *stramonium*, sont autant d'agents bons à employer. D'où je conclus que le docteur J., malgré sa bonne volonté, n'a dû guérir qu'un nombre fort restreint de malades, s'il en a guéri, par l'emploi de sa méthode.

Sa brochure n'a fait faire aucun pas à la science, et s'il emploie alternativement toutes les drogues dont il vante l'efficacité à la fin de cette brochure, comment le *veratrum* est-il la panacée, comme il l'indique en commençant? Il y a contradiction.

La seule chose rationnelle que nous y trouvons, c'est qu'il a obtenu de bons résultats par l'administration de l'*esprit de camphre* à petites doses. — L'esprit de camphre n'est pas un curatif, — c'est avec lui qu'on peut chercher seulement à s'opposer aux atteintes premières du mal. *Principiis obsta.* C'est bien déjà quelque chose, mais encore une fois, si le *veratrum* est le vrai remède à employer, à quoi bon en indiquer d'autres? Pourquoi jeter les malades dans un labyrinthe de drogues, quand il vous suffit de leur montrer la bonne? Avouez plutôt que dans certains cas vous avez obtenu de bons résultats de l'administration de telle ou telle substance, et ne dites pas: *Il n'y a qu'un remède quelle que soit la forme de la maladie, usez de ce remède, mais usez aussi de tous ceux que j'indique.* — C'est un peu embarrassant.

Le choléra épidémique est comme toutes

les maladies auxquelles l'homme est assujet-
ti dans le cours de sa vie. Toutes ont leur
siége dans la masse du sang; une fois que le
sang est atteint d'un virus morbide, il cherche à s'en débarrasser pour rester lui-même
à l'état de pureté parfaite. Cette épuration
a lieu par la décomposition immédiate d'une
partie plus ou moins considérable des fleg-
mes du sang, ou résidu sanguin qui, en se
séparant, entraîne avec lui le germe de la
maladie, lequel germe doit prendre naissance dans l'une ou l'autre partie du corps,
après avoir fait retour à l'organe primitif
qui l'avait lancé dans le sang.

Or, quel est cet organe primitif? C'est
celui qui crée le sang, et le distribue ensuite dans les artères ; c'est l'âme matérielle
du corps, la lampe qui le vivifie, lui donne
la vue, l'ouïe, l'odorat, le mouvement, la
force, la pensée. C'est le *fiel !* C'est donc le
fiel qui crée le sang, le distribue à l'état de
pureté parfaite dans les artères. Mais si le
sang est frappé d'un vice ou d'une maladie
quelconque, il y a perturbation entre le sang
pur des artères et le virus charrié par le sang
qui veut pénétrer à son tour : c'est alors que
le résidu sanguin retourne vers l'organe
inoculé d'abord soit par l'aspiration d'une

odeur miasmatique, soit par le toucher d'un corps qui porte avec lui ce même virus.

Puisque c'est le fiel qui reçoit une seconde fois le résidu sanguin virulent et morbide, qu'en fait-il ? Il le repousse une seconde fois, et fait d'inutiles efforts pour l'expulser par les pores comme cela a lieu pour la gale, la variole, la rougeole. Si le résidu sanguin ne peut venir à la peau, pour effectuer sa sortie du corps ; il doit rester intérieurement et se fixer quelque part, jusqu'à son entière maturité. C'est donc sur le fiel qu'il vient se fixer, et y forme un dépôt jusqu'à ce que le tissu qui le renferme se déchire, laisse écouler le résidu sanguin venimeux dans le corps, et paralyse ainsi tous les organes de la vie. Le sang perd sa fluidité et sa chaleur, la circulation s'arrête, la peau devient cyanosée, l'intérieur du corps est un foyer incandescent, tandis que l'extérieur est glacé. Le moment suprême arrive.

Lorsque le vésicule qui contient le virus cholérique laisse échapper ce virus lentement et sur une petite surface, les douleurs ne se feront sentir que progressivement, les unes après les autres.

Si l'écoulement s'opère dans le tube intestinal, le choléra débutera par des coliques et par la diarrhée. Si cette matière se dirige dans le tube digestif, les vomissements arriveront les premiers. — Si elle attaque les nerfs, alors les crampes se déclareront immédiatement ; mais si la sérosité pestilentielle trouve une issue facile et se déverse entièrement dans toutes les parties de l'organisme à la fois, tout le corps sera affecté en même temps, et le choléra sera instantané et foudroyant.

Comme on le voit, le degré d'intensité du mal dépend du degré de force du sang, de la pureté et de la quantité plus ou moins considérable du résidu sanguin, que le sang en s'épurant, aura fourni pour former le dépôt ; plus il y en aura, plus les souffrances seront aiguës, violentes et difficiles à calmer.

Si au contraire le sang est pur, et qu'il n'ait pu fournir qu'une petite quantité de résidu, le cas sera moins grave, et le mal plus facile à combattre et à guérir !

## V

# LES SYMPTOMES DU CHOLÉRA.

### Marche de la maladie.

Le *fiel* est le premier organe de la vie animale, le *sang* le second, la *vessie* le troisième. Les organes les plus sympathiques avec ces trois premiers sont : la *vue*, l'*ouïe*, l'*odorat* et le *goût*. Tous ces organes ne sont que des agents alimentés par le *fiel* lorsqu'il est dans son état *normal*. Tous cessent de fonctionner lorsque le *fiel* est dans un état *anormal*.

C'est par ces raisons toutes simples et faciles à comprendre que, lorsque un cholérique entre dans la seconde période de la maladie, les *yeux* se retirent dans la cavité des orbites,—les *oreilles* éprouvent des tintements et des bourdonnements,—les *tempes* se creusent ; — les *salives* sont supprimées et une soif brûlante se déclare ;— la *respiration* est gênée, oppressée et saccadée ;— le *sang artériel* arrête sa circulation et son mouvement, — la *cyanosité de la peau* se déclare, — les *urines* ne sont plus sécrétées, — la chaleur moite de la peau est remplacée par des sueurs froides qui cadavérisent le corps et qui occasionnent *à la face* une *expression particulière, livide et hideuse*; les *battements du pouls,* en s'affaiblissant, deviennent irréguliers.

Ces phénomènes ont lieu parce que le *fiel* est paralysé dans ses fonctions. Or, de quelle manière prennent naissance, ces *symptômes cholériques,* dans le corps humain? De trois manières différentes, qui atteignent toutes trois le même but :

La *première*, par la respiration de trop près d'un air miasmatique cholérique; la *seconde,* par le toucher d'un corps qui porte avec lui le virus morbifique de cette même maladie, que la chaleur moite de la peau reçoit pour la communiquer immédiatement au *fiel.*

La troisième, par la mastication d'un aliment frappé lui-même de ce même principe léthifère qui, en se trouvant en contact immédiat avec les *salives,* transmet également le virus au *fiel*, sous la forme d'une nourriture destinée à la création du chyle qui doit alimenter le *sang artériel*. Et lorsque le *fiel* n'est pas revenu à son *état normal,* la vie s'éteint dans des souffrances horribles! Mais lorsque le *fiel* est dégagé du dépôt sanguin cholérique qui le paralysait dans son mouvement et dans ses fonctions suprêmes, tous ces agents reprennent graduellement leur cours ; c'est alors que toutes les sécrétions se rétablissent, c'est alors que la guérison s'achève !

Lorsque l'épidémie se déclare, elle frappe brusquement, d'abord les sujets faibles. On s'étonne peu, parce qu'on ne croit pas à l'apparition du fléau. On aime à reporter les premiers décès à des causes toutes naturelles.

Le victime, se dit-on, était malingre, c'était une jeune fille poitrinaire, un vieillard podagre, une femme sur le retour, un libertin usé, un ivrogne atteint d'une congestion sanguine ; mais lorsque les décès se multiplient, quand le mal s'attaque aux gens robustes qu'il terrasse subitement, il n'y a plus à douter, toute illusion cesse et la terreur remplace le doute ; la fausse sécurité a toujours été très-fatale.

Un médecin, quel qu'il soit, pourrait-il dire la cause de cette altération, de cette soif ardente, de ce feu intérieur qui brûle le cholérique, tandis qu'à l'extérieur toutes ses surfaces sont glacées? Pourrait-il dire pourquoi cette cavité des yeux, des tempes, des joues? pourquoi cette oppression et cette respiration saccadée? pourquoi ce ralentissement du pouls et ces battements du cœur? Pourrait-il expliquer raisonnablement tous ces phénomènes sans affirmer que le fiel en est la source?

Dans les autopsies des cadavres cholériques on ne trouve aucune lésion des organes : on le comprendra, car l'espèce de poche qui contient le virus est d'une telle ténuité, qu'en se déchirant, elle ne laisse de traces visibles, qu'au microscope.

Le choléra n'a pas d'autre siége que le fiel, jamais il n'a été ailleurs, on ne le trouvera nulle autre part.

Le fiel est l'organe qui s'offre le plus aisément aux atteintes des affections morbides, c'est le plus sensible aux impressions pestilentielles, c'est lui qui transmet le virus au reste du corps.

Lorsque l'épidémie cholérique se déclare dans une localité, chaque individu se trouve plus ou moins directement soumis aux influences morbides de l'atmosphère, tous éprouvent un malaise marqué dans les différentes parties du corps. Les uns ont des coliques sans diarrhée, d'autres la diarrhée sans colique ; les autres sentent dans les pieds et dans les jambes des douleurs électriques, ces douleurs s'annoncent chez d'autres à l'estomac, à la tête, au cœur.

Les premières victimes presque fatalement désignées à l'avance au choléra sont partout les mêmes : les personnes sales, habitant des lieux malsains, les ivrognes, les pusillanimes, les corps faibles et usés.

Il est d'usage, et la loi le veut ainsi, que toute personne décédée reste, pendant vingt-quatre heures, exposée dans son domicile, afin qu'il soit bien constant que la mort a fait son œuvre. Cette disposition est sage, nous avons eu de trop effrayants et de trop nombreux exemples d'inhumations précipitées, pour qu'on ne soit pas en garde contre des malheurs si terribles. Mais si, en temps ordinaire, cette mesure est parfaitement rationnelle et humaine, en temps épidémique elle devient dangereuse et très-fatale.

Lorsqu'un cholérique meurt, son corps

se décompose vite. Le trop-plein de l'estomac et du ventre se corrompt immédiatement, les déjections alvines et buccales
arrivent purulentes et infectes, des émanations redoutables s'en dégagent, les mouches attirées par l'odeur se repaissent de
cette horrible nourriture, sillonnent la figure, le corps du décédé, y pompent le venin, et bien repues, elles s'envolent ailleurs
et vont se poser sur le pain, les viandes, les
légumes, les fruits, y déposent leurs ordures avec le virus cholérique, ou même
s'arrêtent sur les individus et portent dans
leurs pores, qui l'aspirent vite, le germe
inoculateur de l'épidémie.

Si on enterrait promptement les cholériques décédés, la population n'aurait pas autant à souffrir : quand le corps est fait cadavre, il n'y a plus à douter de la mort ;
celui-là est tellement décomposé et racor-
ni, qu'on peut très-aisément, et sans aucune
crainte, constater à coup sûr l'impossibilité
d'une léthargie.

Le linge du cholérique devrait être l'objet d'une attention toute particulière. Dès
que le décès est survenu, il ne faut pas perdre une minute, ne mettre aucun retard,

comme on en a la fâcheuse habitude ; ne pas déposer les effets qui ont servi au mort pendant sa maladie, en tas ou en paquet, renfermés dans une armoire ou une caisse, parce qu'une fermentation putride aurait lieu et propagerait l'épidémie.

Il faut les plonger sans délai dans un baquet plein d'eau mélangée avec du chlore et les mettre à l'air, ou les brûler quand ils sont de peu de valeur !

Un cas de choléra éclate, le mal est établi ; il a pris résidence. Chacun doit sur-le-champ chercher à s'en préserver. Aussitôt que le fiel a reçu l'inoculation, les yeux se bordent instantanément d'un cercle de feu sans inflammation apparente. Le ventre semble ballonné, mais il ne l'est pas. C'est le tube intestinal qui se trouve rempli de gaz. Ce gaz grouille continuellement et avec bruit, sans occasionner de douleur ; quand il s'échappe par les voies naturelles, il est inodore, les pieds deviennent très-sensibles ; il semble que la plante est aiguillonnée sans cesse ; un malaise général s'empare du corps ; c'est l'instant où il y a contradiction et combat entre le sang pur artériel et le virus morbide.

C'est dans la lymphe que s'est fixé le virus : or, comme on sait, la lymphe est une des trois substances qui forment le sang. Chargée du germe pernicieux, la lymphe cherche à le communiquer au tartre et au sang pur qui sont les deux autres substances; il y a répulsion naturelle, et c'est dans cet état que le résidu sanguin corrompu retourne à l'organe qui l'avait fourni sous la forme de principe alimentaire sain.

A mesure que le résidu sanguin arrive au but de sa marche par un canal disposé à cet effet, il y trouve un récipient pour le contenir en entier. Ce récipient n'est autre chose qu'une pellicule, espèce de poche ou de cloche, qui se forme à l'extérieur et adhérente aux parois de cette autre poche ou vessie que l'on nomme *fiel*.

Le fiel est le bassin de réserve, le filtre précieux, le foyer alimentaire de tout l'organisme. C'est là, nous le répétons, qu'est le foyer du choléra ; c'est là qu'il faut l'attaquer; c'est de là qu'il faut le faire sortir.

Puisque le mal arrive seul dans l'intérieur du corps humain par l'effet d'une opération chimique naturelle, cherchons à détruire le mal par une opération chimique artificielle. Il faut extraire le virus, non par des moyens chirurgicaux, à l'aide ni de bistouri ni de lancette, mais par un moyen simple et facile.

A la fin du premier jour, la circulation des gaz devient plus rapide, plus bruissante ; si le moral s'affecte, l'état du malade empire ; les fourmillements des pieds, la bordure des yeux, la gêne de l'abdomen augmentent.

Le deuxième jour, mêmes symptômes : des douleurs nerveuses s'éveillent à partir de l'un des petits doigts du pied en suivant le nerf jusqu'à la cheville, puis saisissent le mollet qui se raidit et semble rempli de boules, la douleur se déclare ensuite au bout du petit doigt de la main du même côté ; elle l'engourdit et vient se perdre dans l'articulation du poignet. Quelques personnes ignorant la gravité de cette attaque la traitent fort légèrement.

D'autres personnes ont la diarrhée ; les matières sont noires, mucilagineuses. Tout le jour se passe dans ces prodromes. Il est possible qu'une médication appropriée fasse disparaître les douleurs gastriques et la diarrhée ; mais alors *ce ne sera pas le choléra;*

car, si c'était réellement cette maladie, les symptômes alarmants iraient toujours croissant, les pieds continueraient à éprouver des fourmillements aigus, les seins seraient atteints de la même souffrance, la poitrine ou les bronches y seraient soumises, et le danger, qui menace la vie, ne tarderait pas à apparaître.

Le malaise augmente toujours en se compliquant de nouveaux symptômes, tous différents les uns des autres et abordant un foyer différent, ce qui est une preuve évidente de la fermentation du sang. Peu à peu les douleurs des seins viennent se fixer entre les deux omoplates et, de là, un frisson glacial glisse rapidement sur la colonne vertébrale jusqu'au bas des reins, pour se diviser en deux parties divergentes, l'une à droite, l'autre à gauche, jusqu'à la partie basse du ventre, où elles se réunissent en labourant fortement les côtes.

Les douleurs sourdes de la poitrine ou des bronches deviennent plus intenses : une barre de fer semble fixée sur la poitrine et y peser lourdement; cette seconde période de la maladie doit être attaquée vigoureusement, parce que c'est le moment où le virus

va pénétrer dans la poche ou récipient desti-
né à le mûrir, pour le répandre bientôt dans
l'organisme qu'il détruira alors à coup sûr.

On doit se hâter d'épurer et de régénérer
le sang, un peu plus tard il sera trop tard.

A mesure que la diarrhée continue, les
matières se teignent de bile et déviennent
jaunes ; les traits se contractent, le regard
devient fixe, égaré ; le malade éprouve une
lassitude générale ; les douleurs nerveuses
affectent jusqu'aux doigts qu'elles roidis-
sent.

Si une chaleur intense ne se déclare pas
au creux de l'estomac, le moment suprême
sera retardé peut-être jusque dans le cou-
rant de la nuit ou dans la matinée du lendemain, tandis que si la chaleur se manifeste à cet endroit, c'est un diagnostic certain
de la maturité des symptômes et de l'époque où va avoir lieu la rupture de la petite
poche qui contient le virus cholérique.

Ce moment est encore très-facile à connaître, parce que la chaleur qui se manifeste
au creux de l'estomac va toujours croissant.
Elle brûle la place qui est le récipient du
résidu sanguin venimeux.

La chaleur de l'estomac donne lieu à des douleurs de poitrine violentes ; cette chaleur mûrit promptement les matières sanguines et pourrit ou brûle le tissu qui les enveloppe. A cet instant, la pâleur et la contraction de la face sont horribles, les yeux sont caves, enfoncés dans leurs orbites ; quelques secousses, occasionnées par le hoquet, amènent la terrible agonie d'un martyr ; c'est la deuxième période du *choléra déclaré*.

On peut toujours recourir avec espoir à l'opération artificielle que j'indique, mais il ne faut jamais mettre aucun retard; plutôt ce remède sera appliqué, moins le malade aura à supporter de souffrances en entrant dans cette période.

Les salives supprimées aux amygdales par la cessation des fonctions du fiel, ne laisseront pas les parois de la bouche sèches, la soif ardente qui occasionne un véritable suppliceau malade n'aura pas lieu ; cette oppression marquée et saccadée, ainsi que les tintements et les bourdonnements d'oreilles, la suppression des urines, la cyanosité de la peau, effets redoutables produits par la discontinuité des fonctions du fiel, ne se mon-

treront pas ; alors, il évitera tout dérangement dans les organes, la santé pleine et
entière sera promptement rétablie.

## MARCHE DE LA MALADIE.

Vomissements, évacuations alvines, blan-
châtres, aqueuses, mélangées de flocons
albumineux, paralysie de la vessie, organe
éminemment sympathique avec le fiel, suppression des urines, teinte violacée des té-
guments, amaigrissement brusque, flacci-
dité particulière de la peau, froid glacial,
affaiblissement graduel du pouls, crampes
violentes dans tous les membres, oppression excessive, prostration totale ; tels sont
les symptômes successifs.

Les prodromes sont souvent nuls, d'autres fois ils causent un affaiblissement rapide, accompagné de vertiges, de tintements d'oreilles, la vue se trouble, des
sueurs abondantes surviennent, la pâleur
est cadavérique, le ventre se tuméfie, la soif
est ardente, les douleurs croissent sans cesse,
les déjections sont fréquentes, les yeux sont
ternes et creusés, tournés en haut, immobi-
les ou sans cesse en mouvement ; le nez
s'amincit et s'étire, les joues et les tempes

sont rentrées, la bouche immobile et en-tr'ouverte, la peau est froide malgré la sueur qui la couvre. Elle est d'une couleur cyanique, bleu plus ou moins prononcé, la surface du corps est aussi cyanosée, gla-cée, et, malgré ce froid, les malades éprou-vent de la répugnance pour toutes applica-tions chaudes !

La peau des pieds et des mains se ride, les doigts perdent une grande partie de leur volume, ils sont violacés, recourbés ou crochus, les ongles bleuissent, les batte-ments du cœur sont réguliers, mais d'une faiblesse marquée, tout le corps n'est qu'une masse inerte.

La voix est faible et rend un son particu-lier, qui frappe et qui effraie. Au milieu de toutes ces complications, de tous ces symptô-mes terrifiants, le cholérique conserve jus-qu'au dernier soupir toute son intelligence.

Suivant le degré d'intensité des symptô-mes que nous venons de signaler, le malade périt au bout d'un laps de temps, qui varie de quelques heures à quelques jours. Pres-que toujours il succombe d'une manière brusque, soit en se mettant sur son séant, soit en se retournant, en buvant ou en par-lant.

Il n'a aucun râle, seulement la respiration est notablement accélérée. Ce diagnostic annonce la fin.

Si les symptômes alarmants s'amendent, ce qui est fort rare, le malade entre alors dans une autre période, qu'on appelle période de réaction, elle s'annonce par une amélioration graduelle de toutes les fonctions organiques.

Alors, la chaleur succède au froid qui glaçait le corps, la couleur cyanique est remplacée par une couleur fraîche et rosée. La peau se couvre de sueur, l'urine devient claire, tandis que toutes les autres sécrétions reprennent leur cours ; un mouvement fébrile se déclare, l'œil et la figure prennent un meilleur aspect, la bouche si altérée, s'humecte, les selles et le vomissement se teignent de bile, diminuent peu à peu et finissent par disparaître, ainsi que les crampes ; la soif brûlante s'apaise, la respiration devient plus libre, et le besoin de repos après de si rudes épreuves, se fait sentir, un sommeil bienfaisant vient alors calmer les douleurs, et bientôt la guérison s'achève.

Mais ce qui est à craindre, ce qui arrive souvent, c'est une rechute, c'est l'inflammation des organes importants, surtout lorsque la maladie a été longue et laborieuse, combattue avec des remèdes mal appropriés, parce que le résidu sanguin morbifique se trouve encore en très-grande partie mêlé au sang, ou déposé sur les autres organes, qui n'ont pas été parfaitement purifiés ; ils sont trop impressionnables, et alors, le moindre dérangement, la moindre imprudence font naître des accidents typhoïdes, qui, en se déclarant, amènent infailliblement un résultat funeste.

Les nombreuses variétés que je viens d'indiquer sur la marche du choléra épidémique dans ses périodes presque *normales*, présentent toutefois de bien singuliers effets, car on voit des malades, pris de vomissements, ou de déjections cholériques, avec ou sans crampes, succomber sans cyanoses, ou guérir comme par miracle ; d'autres, mourir en proie aux plus affreuses coliques et aux crampes les plus violentes, mais sans évacuations.

Quelquefois, l'invasion du choléra est subite, les symptômes sont à peine annoncés par quelques heures ou par quelques instants d'indisposition, mais le plus souvent au contraire, elle est précédée trois à quatre jours à l'avance, par un malaise général.

Lorsque le cas de choléra éclate brusquement, c'est une preuve que le sang du malade est faible et facile à corrompre, aussitôt qu'il est frappé par le virus, il se décompose, le résidu sanguin qui se forme est si considérable, que le fiel ne peut le recevoir, c'est alors que la submersion des organes est instantanée, ces cas-là, quoique guérissables, sont néanmoins très-chanceux.

Lorsqu'un cholérique succombe dans la première période de la maladie, le cadavre n'est pas plus défiguré que celui d'un individu mort par asphyxie; mais il en est tout autrement dans la seconde période ainsi qu'on vient de le voir.

Voilà les symptômes constatés, la marche, les différentes allures affectées par le choléra connues, comme nous connaissons aussi le siége élu dans le corps humain par le virus léthifère.

Il s'agit maintenant de l'application d'un

remède approprié au mal, qui l'arrête au début si on l'emploie assez à temps, modifie sa marche, s'oppose à ses envahissements, le neutralise dans son principe, dans son action. Il convient que le remède soit doué de différentes propriétés, quoique présenté en un seul volume. Il faut qu'il soit un *puissant dissolvant,* un *réactif énergique,* un *vermifuge prompt.*

Or le remède que nous indiquons d'après notre propre expérience, présente ces trois qualités souveraines. Avec lui la guérison s'opère en moins de deux heures ; il ne laisse après lui aucun résidu, le sang épuré rentre dans son état normal ; pas de convalescence, pas de danger de rechute ou de fièvre typhoïde. Aussitôt qu'on a avalé un bol du breuvage sauveur, une chaleur générale se manifeste dans tout l'organisme, le résidu se détache, les vers, soit ceux qui ont pu naître dans le dépôt sanguin et qui sont particuliers au genre de maladie dont nous nous occupons, soit ceux qui existent déjà dans le tube intestinal, et qui ont pu monter dans le tube digestif, ces vers, disons-nous, sont détruits ; les fonctions reprennent leur cours ordinaire. Après un second bol, à un quart-d'heure d'intervalle, les pores s'ouvrent sur toute la surface du corps, pour laisser sortir une sueur abondante qui s'échappe goutte à goutte comme de grosses perles. C'est cette sueur si bienfaisante qui entraîne avec elle, au dehors, le dépôt sanguin morbide, entièrement dissous. Les douleurs cessent alors immédiatement.

*Je puis affirmer parce que je l'ai vu et je l'ai expérimenté sur plus de mille individus et sur moi-même,* que la guérison arrive en moins de temps que le mal n'en met à étendre ses ravages, et cependant on sait avec quelle rapidité il s'avance !

Commençons d'abord par indiquer ici la formule du *vermifuge.* — Nous donnerons ensuite la manière d'en faire usage en le combinant avec le *sirop anti-cholérique,* puis nous ferons suivre les prescriptions hygiéniques qui favorisent l'action de cette composition.

## VI.

## FORMULE N° 1.

VERMIFUGE CONTRE LE CHOLÉRA.

Dans un litre de bonne *eau-de-vie de Cognac* ou de *Languedoc*, versez deux cuille-rées à bouche d'eau de *mélisse des carmes;* placez dans un cruchon de grandeur ordi-naire 150 grammes de *baies de genièvre,* bien saines, bien mûres et de l'année ; la-vez-les à l'eau tiède sans les écraser, versez l'eau-de-vie dessus, bouchez bien le cru-chon, puis d'une autre part, prenez et réduisez en poudre :

10 clous de girofle.
Macis des Bermudes. . .    6    grammes.
Racine d'angélique . . .    15
Racine de roseau odorant    15
Racine de gentiane . . .    15
Racine d'aunée . . . . .    15
Ecorce de simarouba . .    10

Pilez toutes ces substances dans un mor-tier, réduisez-les en poudre grossière, mettez cette poudre dans le vase qui contient déjà le reste, agitez ensemble pour en faire un mélange ; placez la cruche sur la cendre chaude. Faites digérer pendant huit à dix jours en observant d'agiter au moins une fois par jour ; après ce temps, décantez pour conserver en bouteille bien bouchée. Vous pourrez verser encore un peu d'eau-de-vie sur le marc, agitez comme la première fois, laissez reposer quelques jours et tirez au clair. Achevez de remplir la bouteille s'il en manque, et conservez cette liqueur pour en faire usage contre le choléra, contre toute autre espèce de coliques occasionnées par les vers, les cours de ventre, les coliques de peintre et celles qui sont occasionnées par un virus venimeux.

Employée sagement et avec précaution contre le choléra, cette potion empêche toute réaction fâcheuse et, si on l'administre au moment favorable, c'est-à-dire avant que les symptômes alarmants se soient déclarés, les souffrances de la deuxième période n'ont pas lieu.

Un tel remède qui peut être préparé par tous et pour tous, surtout lorsque l'épidémie existe dans une localité où il n'y a souvent aucun médecin ni pharmacien, est chose trop précieuse pour que chacun ne se hâte de s'en procurer. Comme il a la propriété d'être inaltérable, on peut le préparer de longue main afin de l'avoir toujours prêt au besoin.

Sous les influences d'une *épidémie cholérique*, il est prudent que chaque personne porte sur elle un flacon de cette préparation, soit à la promenade, à la campagne ou en voyage, pour en faire usage immédiatement, en cas d'attaque brusque du fléau, pour soi ou pour d'autres.

Nous devons, toutefois, prévenir qu'il faut suivre sévèrement la formule et le moyen de l'employer, ne pas augmenter les doses, prendre bien garde de les diminuer par système d'économie.

Le remède que nous venons d'indiquer n'est qu'un antidote qui, nous l'avons spécifié plus haut, s'administre provisoirement dès que les premiers symptômes apparaissent ; mais son action, *une fois le choléra déclaré, doit s'associer à celle du sirop anticholérique indien.*

Ainsi, quand un individu éprouvera un des symptômes que nous avons détaillés, quand se manifesteront quelques douleurs qui lui inspireront des doutes ou des craintes, il fera usage du vermifuge, composition n° 1.

Et si, malgré ce moyen, les douleurs et les symptômes ne cessent pas , alors il devra recourir au mélange des compositions *n°* 1 et *n°* 2.

———

## VII.

### N° 2.

SIROP ANTI-CHOLÉRIQUE INDIEN (1).

———

Ce qui fait la base de ce précieux médicament c'est le capillaire de *roche* ou *litrique,* et le sucre, ce grand ami de l'estomac. Vient ensuite le jus de citron qui agit comme contre-poison, puis le rhum ou l'eau-de-vie

(1) Le sirop anti-cholérique indien est d'un goût fort agréable, toute personne qui en prendra un bol chaque matin, à jeun, sera certainement à l'abri de toute atteinte de l'épidémie ; il n'est point nécessaire, dans ce cas, d'opérer le mélange du vermifuge, ce sirop devra être pris *seul* et il suffira d'en prendre pendant quinze jours sans intervalle.

comme *toniques*. C'est donc en réunissant ces quatre substances, chacune dans des proportions voulues, qu'on obtient un tout parfaitement actif et puissant : comme préparation, rien de plus facile, un enfant peut faire ce médicament et se l'administrer lui-même.

Quand on l'a pris pendant quinze jours chaque matin à jeun, le fiel et le sang en sont si complétement saturés, que le virus cholérique n'y trouve aucun accès.

Tout le monde connaît les qualités anti-putrides du *citron*, que Dieu semble avoir ordonné à la terre de produire, tout exprès pour cet usage, à l'époque que sa prescience avait marquée.

*Le capillaire de roche* est d'une douce amertume ; il pousse à la peau, ouvre les pores, tandis que le sucre fournit au sang un aliment sain et confortable.

Quant aux propriétés des substances qui entrent dans la composition du vermifuge (1), elles sont notoires : *le genièvre* est un très-puissant dissolvant. Il dissout les

_______________

(1) Formule n° 1.

pierres qui sont inhérentes aux reins et les sables de la vessie, — arrête la formation de la pierre ou de la gravelle, et maintient les urines dans une sécrétion complète.

La *racine d'angélique* mastiquée est anti-pestilentielle, la *gentiane*, le *roseau odorant* et le *simarouba*, sont trois poisons pour les vers. Le *girofle*, le *macis* et l'*aunée*, par leurs vertus caloriques, activent la marche du mal en détergeant et épurant le sang. L'*eau de mélisse* est un calmant très-connu, un anti-nerveux fort employé.

On voit que l'assimilation de ces diverses substances constituent un remède héroï-que que nous appellerons même curatif infaillible du choléra.

---

## VIII.

## FORMULE N° 2,

### ET TRAITEMENT DU CHOLÉRA.

---

Capillaire de roche ou
litrique (1)............ 500 grammes.

(1) Le capillaire de roche ou litrique est cultivé dans

Sucre blanc............... 500 grammes.
Rhum...................... 3 petits verres.
Vermifuge, formule n° 1. 3 petits verres.
Le suc de 2 citrons.

Pour un enfant on ne mettra que la moitié du rhum et la moitié du vermifuge.

Prescrite, comme on le voit, la préparation de notre médicament n'est ni coûteuse, ni difficile ; — il peut être préparé longtemps à l'avance et se conserver indéfiniment. On comprend l'immense avantage d'en avoir sous la main une provision au moment où l'épidémie se déclare dans une localité.

On aura soin de graduer les doses suivant l'âge du malade, quoique le traitement doive suivre la même marche. Ainsi pour un adulte comme pour un vieillard, la dose sera la même. Pour un enfant de 12 ans la moitié de la dose suffira.

A six ans le tiers, au-dessous de cet âge le quart.

presque tous les départements, dans les lieux humides et rocailleux, au bord *des fontaines*. A Paris on l'appelle *capillaire litrique.*

## IX.

## ADMINISTRATION DU MÉDICAMENT.

### Traitement.

---

Nous avons vu que le choléra débutait toujours de la même manière.: lassitude générale, — chaleur croissante au creux de l'estomac, — soif ardente. On doit, à ces premiers symptômes, se hâter de faire chauffer un bol d'eau jusqu'à ébullition. On divise les 500 grammes de capillaire, en quatre parties égales, soit 125 grammes chacune. On fait infuser dans un vase bien couvert en versant l'eau bouillante sur le capillaire.

On prend un citron préalablement roulé et ramolli, pour le rendre plus juteux, — on le coupe en deux parties. Divisez 500 grammes de sucre, en même quantité que le capillaire, soit en quatre paquets de 125 grammes. Versez l'infusion des 125 grammes de capillaire sur les 125 grammes de sucre.

Exprimez dans ce premier mélange une

moitié du citron préparé. Ajoutez un petit verre à liqueur du vermifuge (n° 1), un verre à liqueur de rhum, mêlez avec une cuiller ou spatule (1).

Le malade étant couché et bien couvert, on lui fait prendre le bol le plus chaud qu'il est possible et on dispose immédiatement le second bol de la même manière que le premier.

Il faut avoir soin de maintenir le malade dans son lit, afin qu'il ne se découvre pas, — parce qu'aussitôt qu'il aura pris la première dose, une chaleur intense se manifestera dans toutes les parties du corps.

Au deuxième bol qu'on fera avaler dix minutes après, les pores s'ouvriront; si des vers existaient dans le tube intestinal ou dans le tube digestif, ils seraient tués instantanément; — l'obstruction des organes n'aura pas lieu; si la cyanose s'était déjà manifestée, elle disparaîtrait.

Une transpiration abondante s'établira,

(1) La formule n° 2, c'est-à-dire les quantités entières sont pour un litre d'eau. La quantité que nous précisons ici est pour un bol seulement; quatre bols doivent former le litre, sur lequel nous avons basé notre composition.

entraînant au dehors tous les principes du résidu sanguin cholérique, dissous.

Cette transpiration est nauséabonde, éminemment miasmatique, on doit en éviter autant que possible le contact : le malade se trouve, pour ainsi dire, dans un bain de vapeur, il étoufferait infailliblement si on le laissait longtemps dans cet état. Il faut préparer du linge propre, chauffé, essuyer prestement toutes les parties du corps, lui donner une autre chemise, et administrer ensuite un troisième bol dans lequel on peut ne mettre que moitié d'un petit verre de vermifuge, selon que les premiers bols auront opéré.

Le linge sera immédiatement plongé dans l'eau et mis au grand air — afin d'empêcher les miasmes qui s'en échappent de propager l'épidémie. Le troisième produira le même effet de transpiration ; on changera de nouveau le linge du malade, avec les mêmes précautions, puis on administrera le quatrième bol.

Lorsque le quatrième bol aura amené une nouvelle transpiration, on changera encore le linge, puis on laissera le patient en repos ; la guérison sera prompte.

Si la soif persistait, on donnerait à boire une légère infusion de capillaire, sucrée sans spiritueux, en versant encore un peu d'eau très-chaude sur le résidu d'une des quatre préparations qui ont déjà servi.

Il va sans dire que si l'on fait usage du remède préparé à grandes doses, c'est-à-dire à 500 grammes pour un litre en commun pour l'usage, on divisera le litre en quatre bols qu'on fera chauffer soit au bain-marie, soit à l'esprit de vin, mais toujours de façon à ce qu'il soit administré très-chaud.

Tous les symptômes cholériques ayant disparu, on donnera au malade la boisson qu'il préférera, soit une tisane de gruau d'orge, ou de chiendent,— il pourra prendre un bouillon mi-partie bœuf et veau ; quand la faim reviendra, on lui donnera une panade, et bientôt il pourra reprendre son régime de vie habituel.

## X.

## DE LA CHOLÉRINE.

### Son traitement.

La cholérine diffère beaucoup du choléra en ce qu'elle n'occasionne au malade ni les mêmes craintes, ni les mêmes souffrances, quoiqu'elle puisse parfaitement le faire mourir.

Dans la cholérine, on n'éprouve pas de crampes, il n'y a intérieurement aucun dépôt sanguin, les coliques et la diarrhée sont presque les seuls symptômes graves que le malade éprouve ; les vomissements sont rares ; la cyanose ne se déclare pas, parce que le sang seul conserve toujours sa chaleur, son mouvement de circulation et sa fluidité.

La cholérine est épidémique : lorsqu'elle se déclare dans une localité, presque tous les habitants en sont frappés, et si un cas de choléra ne se déclare pas, après une quinzaine de jours, elle disparaît.

Mais si un seul cas de choléra éclate et

que la mort s'ensuive, il est certain que l'épidémie cholérique s'étendra rapidement et sera d'autant plus redoutable, que le sang de chaque individu, étant en fermentation, offrira plus de prise au fléau ; la colique et la diarrhée préexistantes ouvriront promptement à l'ennemi les portes de la place.

La cholérine est très-facile à guérir, si on ne la néglige pas : il suffit de se coucher pendant deux heures, de s'envelopper dans une couverture de laine, de prendre à peu près un litre d'infusion de *tilleul,* de *feuilles d'oranger* et de *fleurs de camomille romaine;* faites l'infusion forte, sucrez en forme de sirop ; divisez l'infusion en trois parties ; dans chacune de ces parties mêlez un petit verre de *rhum* ou d'*eau-de-vie vieille* et une cuillerée à bouche d'*eau de mélisse des Carmes.*

Boire très-chaud les deux premiers bols sans intervalle, et le troisième un quart d'heure après le second. Au deuxième bol, la chaleur doit se manifester et la transpiration s'établir. Le malade étant couché sur le dos, on lui couvre tout le corps de manière à amener une forte transpiration ; une fois cette transpiration établie, les coliques s'apaiseront, la diarrhée cessera, la tête deviendra légère, un sentiment de bien-être se fera sentir. Si le malade a soif, on lui donnera une infusion légère de tilleul sucrée et chaude.

Il importe essentiellement d'éviter toute boisson froide; l'eau crue ou sucrée, froide, est presque toujours mortelle, surtout dans le traitement du choléra.

On peut remplacer le *rhum* ou l'*eau-de-vie* par un petit verre de *vermifuge* formule (n 1). *On peut même, avec avantage, suivre le traitement du choléra.* Quand le malade aura transpiré une heure et demie à peu près, on ôtera une à une les couvertures et par intervalle de quelques instants, on lui préparera un autre lit chauffé, on l'essuiera avec du linge chaud, puis, cela fait, on le laissera reposer comme dans le cas de choléra.

On aura soin de mettre le linge sale et la couverture dans de l'eau chaude ou dans un baquet d'eau froide et à l'air; de ne pas les laisser, dans la putridité dont ils sont imprégnés, fermenter dans un coin de l'appartement ou dans un meuble.

On ne saurait trop prendre de précautions pour le malade et pour soi-même, quand on soigne une personne cholérique ou seulement atteinte de cholérine; on paie souvent cher une imprudence.

Quand le malade aura suffisamment de repos, il pourra prendre une tasse de café, et, peu après, se livrer à ses occupations journalières.

## XI.

### DES CAS FOUDROYANTS.

Les cas foudroyants ne frappent qu'une faible partie de la population, et lorsque l'épidémie sévit avec le plus de force; cette partie de la population est celle qui a déjà un vice dans le sang, le corps usé par d'autres maladies.

A la suite de débauches, d'orgies, de privations, d'excès, d'imprudences, la peur, la colère, les peines morales prédisposent singulièrement aux atteintes du choléra foudroyant.

Il n'est pas rare de rencontrer dans le

peuple des gens qui, par forfanterie ou pour dissimuler leurs craintes, se livrent à la boisson : ils croient *noyer* le mal dans l'alcool ! Les malheureux ne font que hâter le moment fatal où le mal les saisit presque toujours à l'improviste et en fait promptement ses victimes.

Ceux qui sont déjà alités par suite de maladies anciennes ou aiguës sont brusquement atteints et enlevés. Ceux dont le sang est âcre, facile à corrompre, aspirent promptement le virus qui s'allie merveilleusement au principe délétère déjà existant. Les organes vitaux sont subitement obstrués par l'abondance de la matière purulente échappée au fiel, et la mort arrive avant même qu'aucun secours ait pu leur être porté.

## XII.

### DE LA PEUR.

La frayeur du choléra est le fil conducteur le plus sûr du fluide morbide.—On dit que ce sentiment est instinctif et ne se commande pas ; c'est en soi, une véritable maladie, une infirmité des sens. Quand un individu est atteint de la peur, le moral s'affaiblit et se désorganise, au moindre choc, la poitrine se gonfle, s'oppresse, le fiel s'échauffe, la bouche devient pâteuse, une soif ardente se fait sentir. La langue revêt une couleur blanche et se charge d'une matière visqueuse, les amygdales se sèchent, les glandes salivaires se tarissent.

Le peureux perd l'appétit ; l'estomac refuse tout aliment et ne reçoit que les liquides. Le fiel alors privé de chyle ne peut plus alimenter le sang. Celui-ci ne fonctionne que faiblement, la peau devient moite, des sueurs froides passent sur la figure, la tête est en transpiration, tandis que des frissons labourent le corps.

On a vu des personnes très-courageuses en d'autres circonstances, devenir tremblantes de frayeur devant l'épidémie cholérique ; un tel état est un vrai supplice.

Guérit-on de la peur ? Assurément on peut en guérir.

Il ne faut pour cela qu'un peu de foi : le moyen paraîtra peut-être singulier, mais il est bon et sûr.

5.

La grande frayeur du choléra le donne presque toujours. Eh bien, que la personne, atteinte *du mal de la peur*, se considère comme véritablement cholérique ; qu'elle se couche et se traite en véritable choléri- que ; qu'elle transpire et suive le traitement que nous avons indiqué ; quand l'esprit sera raffermi, la situation normale rétablie parce que le sang sera purifié, qu'elle fasse usage une fois par jour d'une tasse de café, et le soir, d'un bol de thé au rhum et à l'eau de fleur d'oranger ou de jus de citron, ou d'un bol d'infusion de feuilles de mélisse avec rhum, fleur d'oranger ou citron. Tous les matins à jeun prendre quelques gouttes de vermifuge. — Moins il y aura de peureux, moins il y aura de cas de choléra.

## XIII.

## PROPAGATION DU CHOLÉRA.

Nous avons vu que la peur joue un rôle important dans une épidémie, et a une fatale influence sur les esprits faibles.— Beaucoup de gens peureux croient se pré- server de l'invasion en émigrant au loin, à la campagne ou dans une ville oubliée par le fléau. Ces personnes ignorent qu'avant de quitter le foyer d'infection il faut s'y préparer. Il ne suffit pas d'avoir *un passeport*, une malle garnie et de l'argent en poche ; si vous partez brusquement, le choléra montera en croupe et voyagera avec vous. Les malades ou ceux qui se croient malades, les peureux, n'aspirent qu'à quitter les localités où règne l'épidémie. Le changement d'air doit les remettre plus promptement ; ils partent emportant leurs bagages, leur linge, leurs vêtements tout imprégnés de l'air miasmatique ; ils emportent aussi la maladie.

Une fois qu'ils sont entrés dans une atmosphère plus vive, le changement d'air ou de température pousse vite les symptômes cholériques à leur maturité ; le choléra se déclare et se répand dans cette nouvelle localité.

Aussitôt que le choléra est constaté dans un endroit quelconque, il est prudent de ne pas quitter cet endroit, mais de se soumettre, sans même être malade, au régime préventif que j'ai prescrit plus haut : si l'on est forcé de quitter la localité, on doit auparavant se soumettre au mode de traitement anticholérique afin d'épurer le sang du principe putride.

Cette précaution sanitaire est indispensable et nous la recommandons bien vivement.

-----

## XIV.

### MORTALITÉ — INHUMATION.

Les premières victimes du fléau sont presque toujours, comme nous l'avons dit, des personnes affaiblies, usées, qui offrent dès lors peu de résistance ; leurs corps sont plus vite corrompus que ceux des personnes saines. Le résidu sanguin resté en totalité dans la poitrine, exhale des miasmes morbides des plus dangereux ; des évacuations surviennent en abondance et sont autant de causes pestilentielles.

De même que chaque profession semble porter avec soi une odeur qui lui est propre, un critérium distinctif, de même un cadavre putréfié laisse échapper des émanations délétères qui s'imprègnent aux vêtements, aux cheveux, au linge de ceux qui l'approchent, s'assimilent aux molécules des vivants, s'infiltrent dans les pores et déterminent l'éclosion de la maladie.

Pourquoi n'en serait-il pas ainsi? Ne voyons-nous pas tous les jours ce phénomène se produire sous nos yeux, même à l'état normal?

L'hygiène est à la chair humaine ce que les pâturages sont aux animaux. L'air qu'on respire, la nourriture qu'on prend, la profession qu'on exerce, tout cela influe puissamment sur l'organisme et y laisse des traces.

Le *boucher*, par exemple, porte avec lui une odeur de sang ; le cordonnier sent la poix ; le menuisier, le bois ; le peintre, l'essence ; le marchand de tabac, la pipe ; le pharmacien, le camphre ; l'épicier, l'huile, etc.—Le corps s'imprègne aisément des matières qu'on manipule. Il n'est donc pas étonnant que les miasmes exhalés par le cadave d'un cholérique distille le virus le plus dangereux.

Le temps d'orage, de pluie chaude, faisande les viandes de boucherie, le gibier, le poisson. Les symptômes du choléra suivent la même marche et mûrissent beaucoup plus vite.

Les cas foudroyants sont plus nombreux, la mortalité est bien plus considérable. Les cadavres se décomposent rapidement, leurs exhalaisons sont plus fortes et plus redoutables ; les sens sont plus lourds, plus engourdis ; le sang a moins de vigueur, il est plus impressionnable et laisse plus d'accès au mal.

Les mouches pénétrant plus nombreuses dans l'appartement, elles ont plus de ténacité et d'ardeur, leur dard est plus pénétrant, elles se repaissent du virus sur le cadavre et vont l'inoculer ensuite aux pores moites et ouverts pour le recevoir ; d'où il suit que par le temps d'orage, les cas de choléra sont beaucoup plus nombreux et la mortalité beaucoup plus grande qu'en temps ordinaire. Cette observation peut paraître puérile à quelques esprits forts, ou aux savants qui dédaignent d'approfondir les faits et d'étudier les causes, comme si, dans une affaire aussi grave, les plus petites choses ne devaient pas avoir leur importance. — Les journaux des 28 mai et du 10 juin relatent des exemples qui viennent précisément à l'appui de nos assertions.

« Un domestique qui arrivait avec son

maître des colonies, trouva en débarquant
au Havre, une grosse mouche dans les bagages qu'il mettait en ordre. Comme il
voulait la chasser, la mouche engagea une
lutte avec lui et chercha à le piquer de
son aiguillon. Elle parvint à lui faire cinq
à six blessures. Le visage du malheureux
domestique enfla immédiatement, une
fièvre intense se déclara et le lendemain il
expirait dans d'horribles souffrances.»

(*La Vérité* du 28 mai).

« En se promenant dans son jardin, une
dame de Lunéville fut piquée à la lèvre in-
férieure par une mouche dont le venin
était tellement subtil, qu'en moins de
quelques minutes cette personne se trouva
dans un état alarmant, occasionné par une
inflammation suivie d'une fièvre qui pre-
nait de l'intensité à chaque moment. On fit
appeler un médecin ; mais tous les soins
furent inutiles, et elle succomba au bout de
quarante-huit heures dans les plus horribles souffrances.

« L'homme de l'art, après avoir analysé
avec soin la nature du venin, a pu se con-
vaincre que la mouche s'était attachée à un
corps en putréfaction et en avait tiré le

poison qui a occasionné la mort de cette dame.

« Ces blessures mortelles sont plus fréquentes qu'on ne croit, et il paraît que le seul remède, dès qu'on connaît la nature de la piqûre, est la cautérisation profonde, ou même l'ablation de la partie infectée. Toute hésitation, en pareil cas, est dangereuse. »

(*Siècle* du 10 juin 1855.)

Le temps sec et venteux est plus favorable à la santé.

Le vent chasse l'air miasmatique et le dissipe ; le corps de l'homme est plus dispos, la soif moins ardente, le sang a plus de fluidité, la vue et la mémoire ont plus de subtilité ; l'appétit est meilleur ;— les mouches sont moins abondantes et moins persistantes, elles restent blotties à l'abri du vent. Alors les cas deviennent plus rares, la mortalité diminue, l'épidémie s'apaise.

Le même phénomène se produit sur les plantes : la végétation est suspendue, la sève s'arrête, les fleurs se ferment, la maturité des fruits est stationnaire, tout suit le cours et l'impulsion de la nature.

Pendant l'invasion du *choléra à Marseille en* 1854, la mortalité atteignait chaque jour des proportions énormes, quand tout à coup *le mistral* souffla avec force pendant sept jours consécutifs (1).

Au second jour, ce fut comme un miracle, la mortalité diminua considérablement, les cas de choléra devenaient de plus en plus rares; la confiance et la sécurité renaissaient parmi les habitants décimés. Mais malheureusement, aussitôt que *le mistral* fut calmé, la rage du fléau se déchaîna plus terrible que jamais. Cette époque a été presque aussi désastreuse pour *Marseille* que la peste de 1720 (2).

Qu'il nous soit permis de tirer une induction que nous croyons rationnelle, de la citation que nous venons de faire.

Si le choléra ne se propageait que par

(1) Le mistral est un vent impétueux et froid qui vient du nord-ouest, il dure de 3 à 7 jours.

(2) La peste qui, depuis Jules César jusqu'à nos jours, a désolé Marseille au moins vingt fois, y exerça les plus terribles ravages en 1720. M. de Belsunce, évêque de cette ville, offrit dans cette circonstance l'exemple du courage le plus admirable. Ce fut, en grande partie, à son zèle ardent que la plupart des habitants durent leur salut.

l'air, — s'il était dans l'air que l'on respire, comment pourrait-il se faire qu'après *sept jours de mistral*, ce vent furieux n'eût pas chasse l'air vicié? Il y a donc autre chose à recherher. L'air ne contient pas tous les miasmes propagateurs du choléra.

Quand *le mistral* a nettoyé la ville de l'air corrompu, l'épidémie devrait cesser ; mais non , au contraire, elle redouble d'intensité. — Eh bien dût-on rire de ma persistance à le proclamer, oui, c'est par les *mouches* et le *liuge sale* qu'a lieu la plus active propagation. Cette remarque a été faite par beaucoup de monde, notamment dans diverses banlieues de Paris. Chaque semaine les blanchisseuses viennent à la ville chercher le linge sale pour le lessiver, le laver. Or ce linge reste quatre à cinq jours, souvent plus, en fermentation putride avant d'être lavé. Celui qui a servi aux cholériques double la force du virus miasmatique. Les eaux savonneuses, les fumigations des lessives, toutes les émanations fournissent à l'atmosphère des éléments dangereux du fléau. C'est ce qui explique pourquoi les communes de Clichy-la-Garenne , de Boulogne, peuplées de buandiers et de blanchisseuses ont été si cruellement frappées dans toutes les épidémies. Je ne récuse pas d'autres causes raisonnables et constantes.

Quand *le mistral* souffle, même en été, le temps est excessivement froid. Cet air froid resserre les pores, et cela diminue les cas, mais le vent chasse aussi les mouches, les force à s'abriter. Lorsque le calme revient, elles sont affamées. Elles sont attirées vers les malades et les cadavres, elles se gorgent avec avidité de toutes les matières qu'elles trouvent, elles sucent le venin et vont se mettre en contact avec des personnes accablées de chaleur, venant d'éprouver une brusque transition du chaud au froid et du froid au chaud.

Elles déposent leurs ordures sur le pain, sur la viande, sur tous les aliments que l'on mange, sans se douter que l'on avale en même temps le virus mortel! Pourquoi n'en serait-il pas de même ailleurs qu'à Marseille, suivant les variations de la température?

L'inhumation d'un cadavre cholérique doit être faite aussi promptement que possible. Il est nécessaire, indispensable, si l'on veut mettre quelque frein au fléau, quand il s'est déclaré dans une localité, que des réglements administratifs spéciaux viennent mitiger l'exigence de la loi, non pas en *autorisant,* mais en *prescrivant* l'en—lèvement immédiat des corps, dont l'état parfaitement cadavérique pourra facilement et indubitablement être constaté par un *médecin.*

Une personne qui succombe aux atteintes du choléra est si promptement décomposée, rendue tellement méconnaissable, qu'il est impossible de se méprendre sur la réalité du décès.

Dès qu'un cholérique a rendu le dernier soupir, on devrait préparer le cercueil de la manière suivante : dans le fond, une couche épaisse de sciure de bois, de cendres ou de terre, déposer le cadavre sur cette couche, remplir les vides avec la même matière et mettre sur la superficie une égale couche, couvrir et coller des bandes goudronnées sur les interstices. Ce mode serait peu coû-teux, facile, et éviterait bien des dangers auxquels sont exposées les personnes char-gées de l'ensevelissement et du transport des décédés. Il offrirait de plus, l'inappré—ciable avantage de ne pas augmenter le nombre des cas de choléra.

## XV.

## RÉPERCUSSION DU CHOLÉRA.

Lorsque l'epidémie cholérique touche à sa fin, quand on ne constate plus que des cas isolés, de loin en loin, il ne faut pas croire qu'on soit tout à fait à couvert de nouvelles atteintes plus multipliées et plus graves.

Le germe morbifique subsiste longtemps encore avant de disparaître complétement.

S'il reste des convalescents mal guéris, dont le sang n'ait pas été entièrement épuré, au moindre écart, à la plus légère imprudence, la fièvre typhoïde se déclare, et il est rare qu'on réchappe de cette maladie, suite presque inévitable du choléra, quand on a été mal soigné.

Il y a des gens qui, après avoir observé, avec sévérité, les préceptes d'hygiène et pris les précautions les plus minutieuses, se sont bien préservées de l'épidémie ; mais dès qu'ils voient une amélioration dans l'état général sanitaire, ils se croient quittes pour la peur, et reprennent leurs habitudes premières, essaient de réparer leurs forces affaiblies par un régime forcé,

en prenant des aliments très-substantiels,
des boissons toniques, des spiritueux. Ce
changement brusque échauffe le sang,
trouble les fonctions digestives, éveille les
humeurs assoupies et amène des symptômes cholériques ; il ne faut qu'un seul
cas pour en faire déclarer vingt autres et
successivement.

Ceux qui, dès l'apparition du fléau, avaient
quitté la ville en fermant soigneusement
leur domicile, ne manquent pas de revenir
quand le danger paraît s'être éloigné. Ils négligent trop souvent de faire ouvrir d'avance
leurs appartements, pour renouveler l'air.
Les eaux qu'ils ont laissées en partant, sont
chargées de principes malsains. Ils ont négligé de faire nettoyer les objets mobiliers,
laineux, tesl que couvertures, rideaux ; le
linge sale attend depuis plusieurs semaines
dans quelque coin qu'on le fasse lessiver.
Les émanations putrides y ont fermenté ;
elles se dégagent et envahissent promptement les imprudents qui les affrontent.

C'est ce qui explique comment il arrive
très-fréquemment qu'au moment où l'on
croyait l'épidémie dissipée, elle fait une
réapparition plus intense encore que la
première fois.

Si la saison d'hiver approche, le moindre rhume, le moindre refroidissement amènera sûrement le choléra chez ces mêmes sujets dont le sang, déjà éprouvé par la peur, n'a plus l'équilibre nécessaire pour se maintenir à l'état normal, et les miasmes dont ils seront enveloppés, s'ils négligent les précautions sanitaires indispensables, leur feront regretter amèrement de n avoir pas suivi les conseils de la raison et de l'expérience.

## XVI.

### HYGIÈNE. — SALUBRITÉ.    NOURRITURE.

En temps d'épidémie, chacun doit autant que possible rester chez soi, éviter les lieux de réunion, vivre dans l'isolement, se tenir en parfait état de propreté dans son linge, ses vêtements, sa maison ; ne faire usage que d'une nourriture saine ; éviter avec un soin tout particulier de laisser à découvert aucun aliment qui puisse servir d'appât aux mouches ou autres insectes, qu'on chassera de l'appartement par tous les moyens possibles et plusieurs fois dans le jour : c'est surtout le soir avant de se

coucher qu'il faut recourir à cette opération. Le matin, l'odeur de la chambre attire
les insectes ; les grosses mouches vertes,
grises, sont le plus à craindre ; elles sont
voraces, avides de viande crue et corrom-
pue. On doit éviter autant que possible de
leur donner accès.

Quand on mange des fruits, il est utile
de les peler ou du moins de les laver. Les
*prunes* contiennent dans la pelure comme
dans le noyau de l'*acide prussique ;* elles
occasionnent des coliques : on doit se priver
de ce fruit, ou n'en manger que fort modé-
rément. En 1854, rue Saint-Louis, au Marais, un jeune homme de 18 ans, sain et
vigoureux, est mort en quelques heures du
choléra foudroyant pour avoir mangé, —
par forfanterie, — vingt-trois prunes après
son dîner !

Combien d'autres personnes dans les
campagnes ont payé du prix de leur vie
une pareille imprudence !

Les *abricots* échauffent trop la poitrine
et occasionnent des fièvres bilieuses, putrides, typhoïdes.

Les *melons* sont trop aqueux, laxatifs. Ils

sont de digestion difficile. Les *citrouilles* ou *potirons* ont les mêmes inconvénients que les *concombres*.

Les *petits pois* sont vermineux, nuisibles en temps de choléra, surtout lorsqu'on ne les mastique pas suffisamment; la plus mauvaise boisson, en temps de choléra, est sans contredit la *bière*. Elle occasionne des gaz acides et le hoquet, elle ballonne le ventre.

Le *genièvre* coupé avec de l'eau est très-bon pour maintenir la sécrétion des urines. L'*absinthe* creuse trop l'estomac et l'irrite, son usage habituel est très-dangereux.

La *viande faisandée* est on ne peut plus pernicieuse. On doit avoir soin de ne laisser aucun linge sale dans les cuisines, salles à manger, cabinets, caisses, privés d'air. Les restes des repas seront déposés dans des lieux frais, couverts de cloches ou de grillages pour les préserver des *mouches*.

On évitera les spectacles, bals, concerts et en général les lieux de nombreuses réunions, les quartiers sales et humides.

Ne pas coucher plus de deux personnes dans un même lit, ni dans la même chambre. Il est bon de se diviser le plus qu'il sera permis. Ne pas ouvrir les fenêtres le matin avant le lever du soleil, et avant d'avoir fait quelques ablutions avec des eaux vinaigrées ou aromatisées d'essence de citron, de menthe, de lavande ou de mélisse. Ces liquides agissent comme contre-poison, principalement le citron.

On vante aussi comme bon antiputride, l'*ail* respiré ou mangé à jeun.

Les promenades au grand air, — à l'air pur et sec, — sont très-salutaires. On fuira les bords des ruisseaux et rivières où les eaux sont dormantes, corrompues, les étangs et mares où *l'on met rouir le chanvre, le lin*.

Si ces précautions, généralement recommandées, ne sont pas des préservatifs certains, — on peut du moins affirmer qu'il est rare de voir le choléra attaquer victorieusement les personnes qui les ont prises.

Dans tous les cas, même en temps ordinaire, ces préceptes hygiéniques sont fort bons à suivre. La santé du corps est un bien trop précieux, pour que celui qui en jouit ne soit pas jaloux de la conserver.

## XVII.

## CONSEILS A L'ARMÉE DE TERRE ET DE MER.

Bien que tout ce qui précède soit également applicable aux citadins comme aux habitants des campagnes ; aux gens de mer comme aux militaires de toute arme, il est cependant quelques conseils spéciaux que je demande la permission de donner à l'armée :

Les troupes rendent à l'Etat des services que tout le monde apprécie ; elles sont sa force et ses gardiennes, son appui et son espoir.

L'Etat doit rendre à l'armée, en reconnaissance et en bons soins, ce qu'il reçoit d'elle en sacrifices de toute sorte ; nous devons le proclamer, ces soins et cette reconnaissance n'ont jamais fait défaut aux soldats français dans notre noble pays.

Nous avons été témoins, dans toutes les localités que nous avons parcourues, de la vive sollicitude du gouvernement pour les troupes, et des mesures sanitaires dont elles sont l'objet dans les temps d'épidémie.

On peut hardiment avouer que presque tous les soldats malades par suite de la contagion ou autrement, ne sauraient jamais, même au sein de leurs familles, être traités avec autant d'attentions et de soins entendus.

Néanmoins, il est des choses qui échappent aux meilleures administrations, et ces choses, ce n'est qu'en les faisant connaître qu'on peut parvenir à les faire mettre en pratique.

Pour bien connaître le caractère du soldat, il faut vivre près de lui. La caserne ne diffère de l'atelier que par la discipline et la tenue. Un ouvrier est libre, un soldat ne l'est pas.

L'un est obligé de chercher sa nourriture dans le travail de ses bras, l'autre est nourri par l'Etat.

Quand l'épidémie cholérique se déclare, l'ouvrier qui en est atteint ne se rend pas bien compte des symptômes qu'il éprouve, il travaille jusqu'à ce que ses forces épuisées trahissent sa volonté, au lieu de recourir immédiatement à un traitement rationnel qui arrêterait les progrès de la maladie, s'il ne la guérissait.

Le soldat qui éprouve les premiers symptômes du choléra, craint souvent de passer pour un peureux, s'il se plaint ; il endure
le plus qu'il peut les souffrances qui lui
arrivent ; il espère qu'en buvant de l'eau-
de-vie les coliques se dissiperont. Ce n'est
qu'à la dernière extrémité qu'il se décide à
confier sa position à l'officier de santé ;
mais le plus souvent il est trop tard, le mal
est sans remède.

Pour éviter ces malheurs fréquents, on
devrait établir dans chaque caserne un
dépôt pharmaceutique consistant en quelques flacons de vermifuge (*formule n° 1*),
quelques kilogrammes de *capillaire de
roche*, quelques *pains de sucre, du rhum, des
citrons*. Tout cela n'est ni bien difficile à
réunir, ni bien coûteux.

Chaque matin le caporal de chambrée devrait s'assurer si, parmi ses hommes, quel-
ques-uns n'éprouvent pas des symptômes
cholériques ; s'il en trouvait dans ce cas, on
aurait soin de les consigner sous une sur-
veillance quelconque, afin que le malade
n'aille pas boire de spiritueux ou de l'eau
crue ; puis on le fera de suite entrer à l'hos-
pice ou à l'ambulance afin d'y recevoir les

secours que son état nécessite , si cet état n'a pas cédé aux soins immédiats que j'ai prescrits plus haut ( *Voyez* page 68).

Dans les camps, en campagne, les chefs de corps devraient faire suivre cette petite pharmacie que j'indique. Les ambulances devraient également en être toutes pourvues.

Quand le choléra se déclare en mer, on conçoit combien il est meurtrier, parce que les secours appropriés manquent souvent, parce que le foyer de pestilence est plus resserré, et la maladie devient nécessairement plus contagieuse et plus forte.

Les secours du moment doivent être administrés aussi vite et aussi sûrement qu'à terre. A cet effet, chaque navire ne devrait jamais quitter un port sans une cargaison suffisante des substances préservatrices. Il est prouvé que les moyens ordinaires employés jusqu'ici, ont constamment été infructueux ; pourquoi négligerait-on de recourir à un mode curatif si prompt, si facile, et dont les salutaires effets ne se sont jamais fait attendre !

Nous insistons donc vivement pour que

dans *l'armée* les *chefs de corps*, dans la *marine*, les *capitaines* des *bâtiments de guerre* ou *marchands*, aient constamment à bord nos instructions comme un *vade mecum* que chaque homme puisse consulter au besoin, et dans le cas où l'épidémie signalerait sa présence par les symptômes primitifs, les premiers sujets atteints devront, sans délai, se soumettre au traitement prescrit, et on le pourra fort aisément. Par ce moyen, on évitera de grands malheurs et d'irréparables pertes.

Ces observations méritent, croyons-nous, de sérieuses réflexions, et ceux qui les négligeront, n'auront que trop d'occasions de les regretter !

---

## XVIII.

### CONCLUSION.

Le choléra n'est pas, comme on sait, une maladie ordinaire, contre laquelle la médecine a des moyens connus de guérison. Depuis qu'il a paru pour la première fois en France, la science a eu beau rechercher, elle a épuisé le champ des conjectures sans avoir pu découvrir autre chose que des remèdes benins qui calment quelquefois, mais guérissent, hélas! trop rarement.

Nous n'avons pas la prétention d'avoir agi scientifiquement dans nos essais. — C'est aussi en tâtonnant, en comparant, en expérimentant que nous sommes arrivé à déterminer d'une manière précise la nature et la quantité des substances, que nous nous sommes décidé à employer, leur mode de préparation, leur mixture et leur administration.

C'est pourquoi nous insistons beaucoup pour que les malades qui, au besoin, en essaieront l'emploi, n'ajoutent et ne retranchent rien à nos prescriptions. Que les gens de l'art me pardonnent si, dans le cours de cet écrit, j'ai pu faire usage de mots techniques dont l'application n'est peut-être pas toujours d'une rigoureuse exactitude, scientifiquement parlant; mon intention n'a pas été de faire un vain étalage de mots pompeux, à l'aide desquels j'aie voulu acquérir quelque célébrité ou éblouir les ignorants pour débiter mes drogues. Je ne suis qu'un modeste chimiste; l'alambic et la cornue s'inclinent devant le scalpel et la lancette, mais l'alambic a son prix, et quand il s'agit de guérir les maux de l'humanité, l'alambic des gens de cœur, animés de bons sentiments, est plus fructueux que ces dissertations jalouses qui amusent le parterre sans alléger ses souffrances et sans faire un pas en avant.

J'avoue, en toute humilité, que je n'ai nullement le désir d'entamer avec qui que ce soit une polémique sur les avantages de tel ou tel traitement dans le cas si grave qui préoccupe si vivement et à si juste titre l'opinion publique.

Je laisse à de plus érudits le soin de combattre le système de celui-ci, les théories de celui-là. A tous ceux qui m'interpelleront, je ne répondrai qu'un mot : *Essayez !* et si le résultat est bon, si la guérison s'opère, que voudra-t-on de mieux ?

Les remèdes et le traitement sont si simples qu'il n'y aura ni grandes études, ni grandes peines à dépenser pour pouvoir pénétrer les mystérieux effets sur l'organisme, des agents thérapeutiques que j'ai indiqués.

Je passe très-volontiers l'éponge sur les erreurs littéraires qui ont pu m'échapper ; les questions de détail, quoique importantes, me préoccupent beaucoup moins que l'ensemble, quand je traite un sujet sérieux. Mon problème, ma pierre philosophale à moi, était ceci :

*Guérir le choléra par le moyen le plus simple, le plus facile, le plus sûr !*

Je crois ce problème résolu et j'en fournis hardiment les preuves dans cet écrit. D'autres auraient pu apporter dans l'accomplissement de ce que j'appelle un devoir envers l'humanité, plus d'aptitude, un savoir plus profond et plus brillant, sans doute, mais assurément personne n'y aura mis un dévouement moins intéressé, et n'éprouvera plus de satisfaction que moi, si je parviens surtout à arracher quelques victimes au terrible fléau acclimaté maintenant parmi nous.

FIN.

# TABLE DES MATIÈRES

Paris. —Imprimerie mécanique d'Ad. DELCAMBRE et Cie

PARIS. — TYP. MÉCANIQUE D'AD. DELCAMBRE

15, rue Breda